中医速记手册丛书

中医入门歌诀速记手册

黄汉超　编著

U0263203

SPM南方出版传媒

广东科技出版社｜全国优秀出版社

·广州·

图书在版编目（CIP）数据

中医入门歌诀速记手册 / 黄汉超编著. —广州：
广东科技出版社，2016.11（2022.8重印）
（中医速记手册丛书）
ISBN 978-7-5359-6610-0

Ⅰ.①中… Ⅱ.①黄… Ⅲ.①中医学—手册
Ⅳ.①R2-62

中国版本图书馆CIP数据核字（2016）第255792号

中医入门歌诀速记手册
Zhongyi Rumen Gejue Suji Shouce

责任编辑：曾永琳
封面设计：林少娟
责任校对：吴丽霞
责任印制：彭海波
出版发行：广东科技出版社
　　　　　（广州市环市东路水荫路11号　邮编：510075）
销售热线：020-37607413
http: //www.gdstp.com.cn
E-mail：gdkjbw@nfcb.com.cn
经　　销：广东新华发行集团股份有限公司
印　　刷：佛山市浩文彩色印刷有限公司
　　　　　（南海区狮山科技工业园A区　邮编：528225）
规　　格：889mm×1194mm　1/64　印张3.75　字数100千
版　　次：2016年11月第1版
　　　　　2022年8月第3次印刷
定　　价：12.00元

黄汉超，男，广东潮安人，医学博士，广东省第二中医院中西医结合副主任医师，广东省中西医结合学会心血管分会委员，广东省中医药学会心血管分会委员，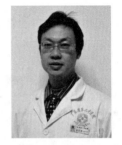广东省中西医结合学会心血管病康复分会委员，擅长心脑血管病、常见呼吸道疾病的急症诊治与康复指导。工作至今先后师从广州市名老中医关庆燊医师、广州中医药大学陈宏珪教授、全国名老中医陈镜合教授，均得其悉心指点并深得真传，形成了"中西汇通，病证相合"的临证风格。已主编出版学术著作《陈镜合中西医结合临证新悟》，养生专著《寿益一生》，在省级以上杂志发表论文10余篇，主持省级以上课题6项。

醫者意也

光漢總博士留念

陳院金書

辛卯年六月九

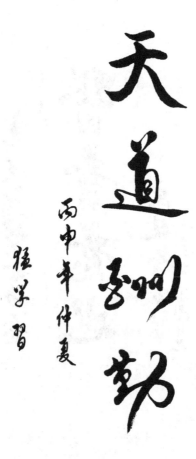

天道酬勤

丙申年仲夏

强学习

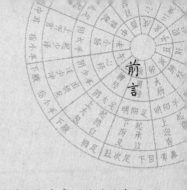

　　中医药是中华民族的骄傲与自豪，被称为中国的"第五大发明"。近年来屠呦呦教授因为研制青蒿素而获得诺贝尔医学奖的事例更是大大鼓舞了国人对中医药的信心，很多西医从业者也纷纷表现出学习中医的兴趣，但中医书籍可谓浩如烟海，光是入门书籍就有二三十本，令人眼花缭乱，难以选择。笔者是一名西学中人员，深知中医入门不易。忆往昔入门之初，老师在讲授医理、脉理、方剂的时候，往往喜欢背诵一两段歌诀后再加以解释，并强调入门者一定要背熟诸如《汤头歌诀》《濒湖脉诀》《药性赋》《医学三字经》等经典。在耳濡目染、口口传授的过程之中，感觉熟背中医歌诀的确是入门打基础的一大捷径。例如熟背了方剂歌诀，不仅知道药物组成和分量，而且还了解其加减变化之道、医理等，寥寥几行文字可谓言简意赅，让人受益无穷。工作以后接触了《医宗金鉴》《万病回春》等医书，更是发现熟背中医歌诀对于入门、思考中医、临证再提高都有非常重要的意义，可以说，中医歌诀是实现中医理论与临床实践相连接的不可替代的桥梁。

在中医院的急诊工作近10年，深知要做好有特色的真中医殊为不易，必须要打好中医基础方能实现真正的中西医有机结合并继而深造。有感于此，笔者详细参阅了多部中医经典著作，以实用、有用、系统、启发为原则，结合自己的临床实践心得，博采众长，优中选优，按照理、法、方、药、针的顺序，重新修订及增编了中医歌诀，力求能准确、完整而又精简扼要地反映中医药理论与实践指导原则，希望对中医入门者、中医爱好者能有所裨益和启发。

黄汉超

2016年6月于广州

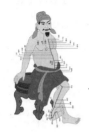

目 录

❀ 新编医学三字经

🏵 方剂歌诀

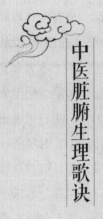

中医脏腑生理歌诀

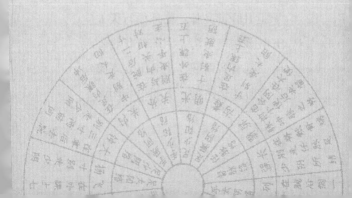

总　　论

天有五行化五运，地有六气应阴阳，

五行木火土金水，应脏肝心脾肺肾，

木火土金水相生，木土水火金克制。

六气三阴及三阳，厥阴少阴至太阴，

少阳阳明终太阳，三阴三阳表里配，

经气周流遍身传，十二时辰各一经，

循腧布注表及里，每日寅时从肺经，

卯时大肠辰时胃，巳脾午心未小肠，

申属膀胱酉属肾，戌走包络亥焦宫，

子胆丑肝寅又肺，如环循行天人应，

五脏藏精气不泻，六腑传化物不藏，

十二部官各司职，主明下安寿康宁，

医晓脏腑经络理，方明治病阴阳策。

肝　胆

东方肝木应青①春②，肋下连胆共表里。

藏血开目荣筋爪，体阴用阳本味酸。

苦急欲散甘以缓，在液为泪脉应弦，

在声为呼志为怒，将军之官主疏泄，

乙癸同源理冲任，升发条达胆气辅。

肝木乘脾痛泻作，木火刑金喘咳伤，

木郁气滞百病生，循经官骸时胀闷。

肝虚胆怯魄难寄，金克木侮风眩起。

厥逆烦满发消渴，舌卷囊缩厥阴绝。

厥阴肝脉大趾端，内踝后上入腘中，

循股入毛绕阴器，挟胃络胆布膈肋，

循喉环唇目系出，交督会颠还注肺，

肝募期门乳下寻，原穴太冲络③蠡沟。

肝经五腧起大敦，行间太冲中封曲④，

是经为病转腰疼，胸满吐泻小便难，

痛经阴冷小腹肿，或时遗溺并狐疝。

少阳胆经目外眦，上行绕耳风池下，

缺盆入胸络肝胆，髋腹阳跷带脉会，

腋膺季肋下阳陵，踝前止于四趾端，

大趾背上接肝经，胆募日月期门下，

原穴丘墟络光明，六腑起于足窍阴，

侠溪临泣丘⑤辅⑥泉⑦，是动口苦善太息，

往来寒热脉应弦，胸胁满闷疟缠身，

汗出振寒头痛作，外踝皆痛及诸节。

[注]①青：青色；②春：春天；③络：络穴；④曲：

曲泉；⑤丘：丘墟；⑥辅：阳辅；⑦泉：阳陵泉。

心、心包、三焦及小肠

南方君火红通夏，常居胸中络小肠，

三焦为臣心包使，藏神主志行血脉。

开窍舌兮华泛面，阳中之阳味本苦，

甘酸化阴收苦缓，微咸为补心欲耎。

在液为汗脉应洪，在声为笑志为喜，

鼓血前行肺相辅，神明自清得肝泄，

心神受扰寐难安，甚则惊狂悸怔忡，

寒水上逆喘难卧，心阳暴脱汗如珠，

撮空理线神已失，喘脱神昏不必医。

厥阴心包主起胸，天池贯膈络三焦，

出胁腋下肘窝中，直透中冲别次指，

募穴膻中两乳间，原穴大陵络神门，

五腧中冲与劳宫，大陵间使传曲泽。

是病心痛澹澹然，透咽射臂掌心热。

少阳三焦起环指，循腕上贯行臂中，

臑外上肩交少阳，下入缺盆会膻中，

包罗胸腹别耳目，石门脐下二寸募，

原穴阳池络外关，六腧关冲液门中^①，

阳池支沟天井索，是经为病耳喉疾，

目锐眦痛汗自出，肩臂肘痛二指^②废。

君主心经起极泉，直上喉咙系目瞳，

下膈还肺出腋肘，锐骨之端注少冲。

脐上六寸巨厥募，原穴神门络通里，

五腧冲府神灵海^③，心痛咽干掌心热。

小肠小指交心经，尺端上臂臑^④后廉^⑤，

下膈抵胃别项颊，络颧内眦交膀胱，

脐下三寸关元募，原穴腕骨络支正，

六腧少泽前谷溪^⑥，腕骨阳谷与小海，

是动为病痛咽嗌，颌下肿兮不可顾，

耳聋目黄肿腮颊，肘臂之外后廉痛。

[注]①中：中渚；②二指：小指、环指；③冲府
神灵海：冲为少冲，府为少府，神为神门，灵为
灵道，海为少海；④臑：肩至肘前侧靠近腋部隆
起的肌肉；⑤廉：边角；⑥溪：后溪。

脾　胃

中土脾黄应长夏，　共胃表里居中脘，

藏营合肉主四肢，　口为外窍华在唇。

在液为涎脉应缓，　在声为歌志为思，

喜燥恶湿甘本味，　辛开苦降化脾湿。

受气取汁化阴血，　散布精微濡百骸，

运化水湿肺肾助，　肝疏三焦水道通，

脾升胃降气之枢，　肝藏脾摄统调血。

脾病善忧思虑多，　腹满肠鸣人倦怠，

脾虚生痰肉日削，　内热身重利清谷。

统摄无权血漫溢，　升降受阻湿逆生。

太阴脾经大趾内，　内踝上循胫膝里，

股内前廉入腹中，　络胃挟喉散舌下，

止于腋中第六肋，　脾募章门屈肘寻，

原穴太白络公孙，　五腧隐白与大都，

太白商丘阴陵泉，　是经气盛食即吐，

腹胀善噫心下烦，溏泄身黄股膝肿。

阳明胃经眼眶下，循鼻入齿还出口，

耳前发际至颅额，循喉下膈络胃脾，

贯乳脐旁气街下，大腿膝胫二趾终。

六腧厉兑内庭陷[1]，冲阳解溪足三里。

是动欠伸畏见人，凄凄恶寒心惊惕，

化热为狂脉应长，唇焦鼻衄湿淫汗，

不足身前寒振栗，胃房胀满食不消。

[注]① 陷：陷谷。

肺 与 大 肠

西方肺金应白秋，相傅伴君胸膈中。

下腹大肠共表里，通降腑气助肃清。

开窍于鼻华在毛，易犯温邪传心包，

其液为涕脉应浮，在志为悲声为哭。

喜润恶燥辛本味，苦逆欲收酸以补。

娇脏藏魄主之气，呼吸开合循如环，

卫阳藩篱御外邪，通调水道辅血行。

外感寒热洒淅然，咳唾咽痛喷嚏涕。

肺病喘咳指色绀，面足肿兮病日深。

太阴肺经锁窝下，属肺下络大肠行，

出腋循臂内前分，桡侧鱼际拇指端。

腕后次指接阳明，肺募中府锁窝外，

原穴太渊络列缺，五腧少商与鱼际，

太渊经渠尺泽连，是经为病喘咳满，

小便频数掌中热，虚则短气溺便遗。

阳明大肠食指内，前臂外侧前外行，

上肩还颈入缺盆，络肺贯膈属大肠，

支者下齿还绕唇，鼻翼旁接足阳明。

募穴天枢脐旁寻，原穴合谷络偏历，

六腧商阳二三间，合谷阳溪与曲池。

是经为病目黄干，鼻衄齿疾喉痹生。

肾 与 膀 胱

北方肾水应黑冬，长居腰间属下焦，

脐下膀胱共表里，在体合骨生精髓，

髓充为海脑府成，开窍于耳华在发，

其液为唾脉应沉，在志为恐声呻吟。

其味本咸用辛润，恶燥欲坚苦以补，

先天之本主藏精，化精为气真元生，

蒸腾水液司二阴，纳气下行气有根，

阴虚火亢五心热，肾失封藏便精遗。

命门火衰五更泻，嗜睡蜷卧脉沉细，

肾不纳气动则喘，龙雷火动虚阳越。

足少阴肾足心起，出于跟骨循内踝，

上腨①出腘入股后，贯脊属肾络膀胱，

上肝入肺循喉咙，注胸络心交厥阴。

募穴京门腰之侧，原穴太溪络太冲，

五腧涌泉然谷穴，太溪复溜与阴谷，

是经为病心悬饥，咽肿舌干兼口热，

上气心痛或心烦，下利青水目不明，

股内后廉并脊疼，足下热痛皆肾厥。

太阳膀胱目内眦，上额交巅耳后寻，

还出下项循肩膊，挟脊抵腰下贯臀，

斜入腘中贯腨内，外踝终小指外侧，

脐下四寸中极募，原穴京骨络飞扬，

六腧至阴通谷束，京骨昆仑委中知。

是病头疼项如拔，腰折髀枢痛彻脊，

四肢拘急脉浮紧，鼻鼽②泪流癫狂疾。

[注]①腨：小腿肚；②鼻鼽：流涕、喷嚏等症状。

十二经气血特点歌诀

十二经脉气血殊，多气多血唯阳明，

少气①太阳厥阴经，二少②太阴常少血③。

多气逆滞多血热，明晰特性诊治成。

[注]①少气：少气而多血；②二少：手足少阳经
及手足少阴经；③少血：少血而多气。

奇经八脉歌

正经经外是奇经，八脉分司各有名。
一源三歧冲任督，起于胞宫出会阴，
冲任属肝调气血，冲病气逆任疝瘕①，
督调阳脉系肾精，督脉为病脊强折。
冲脉并上足少阴，至胸上布绕咽唇，
任脉循前中正上，抵咽环唇入眶下，
督行后背抵脑巅，前行鼻柱龈缝间。
阴维维络在诸阴，小腿内合足太阴，
过胸上颈会任脉，阳维维络诸阳脉，
足外踝合足少阳，循胁上肩项合督。

阴跷内踝腿内上，阳跷外踝胁肋侧，

共上内眦太阳会，维调足力目开合。

带脉围腰如束带，护束诸脉疏肝脾。

[注]①任疝瘕：任脉为病，男为七疝，女为带下瘕聚。

八脉交会歌

公孙冲脉胃心胸，内关阴维下总同，

临泣胆经连带脉，阳维目锐外关逢，

后溪督脉内眦颈，申脉阳跷络亦通，

列缺任脉行肺系，阴跷照海膈喉咙。

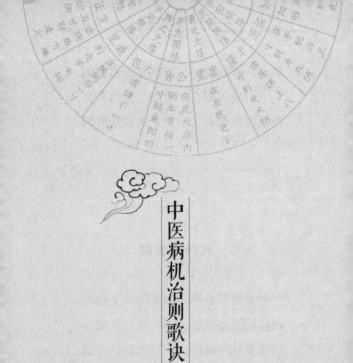

中医病机治则歌诀

病 机 总 论

人之为病其因三，内因外因及他因。

内因七情痰瘀石，外因六淫与疫气。

他因外伤先天疾，或为虫兽与中毒。

内因他因损阴阳，因虚至实生五邪^①，

风寒燥湿与火热，伏匿经腑待时发。

天地阴阳生六气，风寒暑湿燥与火。

六气太过皆邪化，戾气非时卒然至。

六气相杂症多端，明辨六气心不惑。

[注]①五邪：内生五邪，为风、寒、湿、燥、火。

风　邪

风性开泄易袭阳，善行数变动性强，

五脏经骸俱可中，寒热头痛鼻衄泪，

肢节强直身目黄，腠理易泄肉愤膹，
内风阴虚或血虚，五脏相关需细研，
脾风乏力胃颈汗，肺风久咳肾风痿，
肠风飧泄肝风眩，心风善惊或舌强。

寒　　邪

寒为阴邪损阳气，其性收引筋脉急，
得温则减澄澈清，寒凝气血色青黑。
外寒袭肺或直中，内寒多责心脾肾。

暑　　邪

暑邪伤人发夏季，耗津动风易夹湿，
阳暑烦渴热汗出，甚则昏瞀妄言多，
阴暑心烦头身痛，霍乱吐泻转筋疼。

湿　邪

湿性黏滞重浊临，阻遏气机损阳气，
头身困重如裹布，渴不欲饮热不扬。
湿性趋下脾肾殃，食少腹满肢肿重，
大便粘腻小便浊，大筋㺯短小筋弛。
多雨长夏致外湿，脾运失常生内湿。

燥　邪

燥邪涩枯肺家殃，咳嗽痰血鼻目干，
皮肤皴揭液干涸，甚则膹郁痿肺金。
秋风肃杀燥当令，血虚津枯燥与风。

热邪（火邪）

火热之邪性炎上，气逆上冲呕酸苦，
火逼于下暴注成，火炼水津多秽浊。

火扰心神伤气津，躁狂噤①栗②口咽干，

热甚迫血色鲜赤，吐衄便血或发斑，

腐蚀血肉发疮疡，胕肿红热疼惊骇。

阴虚气郁生内热，气陷劳热火似真。

[注]①噤：牙关发抖的样子；②栗：寒战。

七　　情

喜怒忧思悲恐惊，七情为病气血乖，

喜则气缓神离舍，怒则气上发衄厥，

思则气结纳呆痞，恐则气下伤肾精，

悲则气消心脾虚，惊则气乱神无依。

血　　瘀

血液留滞成血瘀，固定拒按痛如刺，

外观青暗并带紫，肌肤甲错青筋露，

脉多结代或滞涩，瘀滞经络为刺痛，
瘀阻脑脉发偏瘫，或为癫狂人痴呆。

痰　　饮

痰饮为病症多端，支满胁痛眩苦呕，
水走肠间漉漉然，气短心悸咳逆作，
形体肥胖或多痰，脉弦滑兮苔白滑。

结　　石

结石为病里腑生，滞留经络痛难当，
或伴黄疸或血尿，参合西法无遁形。

治　　则

阴阳调和百病宗，损其有余补不足，
寒热虚实有真假，顺治逆治不一般。

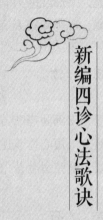

新编四诊心法歌诀

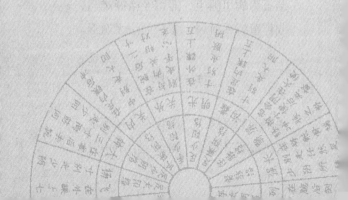

望诊概要

中医四诊，望诊为先，审形辨色，望诊之要。

五行五色，青赤黄白，黑复生青，如环常德。

变色大要，生克顺逆，青赤兼化，赤黄合一。

黄白淡黄，黑青深碧，白黑淡黑，白青浅碧。

赤白化红，青黄变绿，黑赤紫成，黑黄黧立。

天有五气，食人入鼻，藏于五脏，上华面颐。

肝青心赤，脾脏色黄，肺白肾黑，五脏之常。

脏色为主，时色为客，春青夏赤，秋白冬黑，

长夏四季，色黄常则，客胜主善，主胜客恶。

左颊部肝，右颊部肺，额心颏肾，鼻脾部位。

部见本色，深浅病累，若见他色，按法推类。

视色之锐，所向部官，内走外易，外走内难。

缟裹雄黄，脾状并臻，缟裹红肺，缟裹朱心。

缟裹黑赤，紫艳肾缘，缟裹蓝赤，石青属肝。

青如苍璧，不欲如蓝。赤白裹朱，衃赭死原。

黑重漆焰，白羽枯盐。雄黄罗裹，黄土终难。
沉浊晦暗，内久而重，浮泽明显，外新而轻。
半泽半明，其病不甚，云散易治，抟聚难攻。
先夭后泽，精气来复，先泽后夭，血气日衰。

五 色 主 病

青色主寒，小儿惊风，妇人多怒，脾虚肝风，
青黑寒痛，青白虚寒，青紫瘀阻，青赤肝火。
黄色主湿，阳黄如橘，阴黄似熏，黄赤风热，
痿黄诸虚，黄胖虚肿，黄瘦臌胀，难治之候。
淡白气虚，㿠白阳虚，白而无华，脱血夺气。
赤色主热，虚实宜分，唇红面赤，脉实阳热，
颧红潮热，痨病日久，颧红如妆，戴阳之属。
黑色主痛，或虚或瘀，眼眶发黑，肾虚水泛，
黑而干焦，阴虚火灼，黧黑甲错，干血内停。

小儿指纹望诊歌诀

食指掌侧，肺经别络，自下而上，风气命关。
幼儿诊病，必参指纹，自命至关，用力推寻，
初起风关，射甲通关，三关青黑，其命难全。
浅红微黄，其人无恙。红紫寒热，青风白疳，
浮显在表，沉隐在里，色淡属虚，暗滞为实。

望诊吉凶歌

庭阙鼻端，高起直平，颧颊蕃蔽，大广丰隆。
骨骼明显，寿享遐龄，骨骼陷弱，易受邪攻。
色脉相合，青弦赤洪，黄缓白浮，黑沉乃平。
已见其色，不得其脉，得克则凶，得生则吉。
新病脉夺，其色不夺，久病色夺，其脉不夺。
新病易已，色脉不夺，久病难治，色脉俱夺。
色见皮外，气含皮中，内光外泽，气色相融，

有色无气，不病命倾，有气无色，虽困不凶。

色生于脏，各命其部，神藏于心，外候在目，

光晦神短，了了神足，得神者生，失神者死。

正病正色，为病多顺，病色交错，为病多逆，

母乘子顺，子乘母逆，相克逆凶，相生顺吉。

印堂准头，黄润为吉，久病重病，面黄有救。

闭目阴病，开目病阳，朦胧热盛，时瞑衄常。

阳绝戴眼，阴脱目盲，气脱眶陷，睛定神亡。

面目之色，各有相当，交互错见，皆主身亡。

目合口开，手撒遗尿，发直如麻，毛焦死故。

黑庭赤颧，出如拇指，病虽小愈，亦必猝死。

唇面青灰，五官黑起，汗出如珠，喘促皆死。

四肢厥逆，爪甲青紫，口鼻气冷，寒极难生。

气若游丝，出而不还，喘脱点头，肺气将绝。

面青欲眠，目视不见，汗出不止，肝气将绝。

泻利无度，口冷足肿，腹热胪胀，脾气将绝。

久病脱发，舌卷囊缩，耳轮枯槁，肾气将绝。

循衣摸床，撮空理线，发直头窜，神气散乱。

头倾视深，背曲肩随，坐则腰痿，转摇迟回。

行则偻俯，立则振掉，形神将夺，筋骨虺颓。

形体辨证概要

贵乎相得，最忌相胜，形胜色微，色胜形重。

形有强弱，肉有脆坚，强者难犯，弱者易干。

肥食少痰，最怕如绵，瘦食多火，着骨难全。

形气已脱，脉调犹死，形气不足，脉调可医。

形盛脉小，少气体治，形衰脉大，多气死期。

颈痛喘疾，目裹肿水，面肿风水，足肿石水。

手肿至腕，足肿至踝，面肿至项，阳虚可嗟。

各部视诊歌

发为血余，肾精充养，浓黑血旺，枯黄血弱。

早生华发，肝肾不足，发结如穗，脾肺气虚。

鼻翼扇动，呼出为快，肺热可知，无力肾虚。

唇血脉象，唇红血热，唇淡血虚，唇青血瘀，

寒瘀黑青，唇干津伤，唇肿中毒，唇溃虚火。

齿燥如石，热极津伤，齿如枯骨，肾精枯竭。

咽喉之处，五脏相关，红肿风热，浮红风寒。

殷红化脓，肺胃热甚，咽干而红，阴虚可知，

色白如腐，满布咽腭，拭之出血，白喉可知。

粉淡微肿，健脾化痰，咽色暗淡，温中回阳。

胸廓肺腑，鸡胸羸瘦，先天不足，肺胀如桶。

喘促痰鸣，有力实邪，张口抬肩，气虚邪盛。

胃之大络，名曰虚里，动左乳下，有过不及。

其动应衣，宗气外泄，促结积聚，不至则死。

诊脐之周，上胃下肠，左脾右肝，耻下膀胱。

胃肠蠕波，肠闭急下，血筋暴露，膨胀难医。

孕至五月，男锅女箕，石瘕如卵，瘀滞胞宫。

四肢匀称，脾气健旺，爪甲明润，精血充盈。

枯槁脆弱，肝血不足，四肢振掉，虚风内动。
掌指歪曲，痹症日久，足趾红肿，痛风使然。
口角偏歪，偏瘫屈挛，言謇语涩，定必中风。

疮疡望诊

皮肤疮疡，内伤气血，外感疫毒，药食虫噬。
望诊疮疡，形色为重，更参舌脉，虚实立现。
松浮皮面，顶尖根圆，红润明亮，五善无凶。
紧束有根，顶平不凸，寒栗如痱，毒胜气难。
红青热寒，老嫩实虚，阴达阳易，阳返阴难。
软陷气虚，淡白血虚，疱大少浆，气盛可知。
疮陷而坚，溃而不收，紫黑臭秽，七恶难医。
热退疹出，邪却人安，热盛疹出，病进之象。
斑如锦纹，平滑不痒，病属阳明，干呕纳呆。
阳斑热毒，阴斑虚寒，桃花斑轻，紫云斑重。
金刃皮损，丹毒乃成，面足红斑，急进灼痛。

疹如沙砾，按之褪色，风麻药热，尤需细辨。

肺热麻疹，品阳成阴，发热流泪，疹退脱屑。

风疹似麻，多发于春，速起速消，耳后起病。

隐疹瘙痒，如团如块，发无定处，时发时消。

湿疹剧痒，糜烂潮湿，红斑疱疹，日久如藓。

药后出疹，多形鲜红，或痒或痛，皮剥则危。

水痘速起，头身尤甚，圆斑带露，四世同堂。

湿热郁蒸，白痦如晶，颈胸达肢，邪透得安。

蛇串疮生，胁肋腰腹，发不过中，痛如火燎。

气血凝滞，火毒中生，疔疖痈疽，尤需分观。

初起如粟，根脚坚硬，顶白而痛，疔疮有名。

疖起如锥，头面多见，圆底黄头，脓溃即愈。

众疖聚合，阳痈乃成，焮赤肿痛，憎寒壮热。

阴疽如粟，木硬不肿，黯淡无光，陷软不溃。

半硬微痛，根盘似清，肿而不溃，阳吉阴凶。

舌 诊 歌 诀

脏腑精气，上达于舌，审舌辨苔，可推阴阳。

脏腑虚实，舌质可识，邪气浅深，察苔可知。

舌尖心肺，舌中脾胃，左肝右胆，舌根属肾。

诊舌先后，先察形神，次察苔质，由前至后。

舌明润泽，虽病不凶，舌晦干枯，神气已夺。

舌体灵动，脏气无伤，废萎颤硬，一有非良。

吐弄舐舌，心脾积热，短缩肝风，舌纵心热。

瘦薄亏虚，胖大水饮，肿胀为毒，嫩虚老实。

齿痕脾虚，瘀点血滞，络脉迂曲，肺疾非轻。

苔脉相合，苔薄邪薄，苔厚邪胜，骤变病凶。

苔少脉实，升阳透邪，苔多脉弱，腐腻细别。

细刮腐苔，邪化易刮，刮之不净，邪仍伏里。

腻苔湿遏，夹滑化寒，久病苔剥，胃气渐亡。

苔有五色，白黄灰黑，淡白透质，胃气有根。

顺进病进，逆变邪却，黑燥热极，黑滑寒极。

舌分五色，红白青紫，淡红为常，余均病色。

红舌主热，细辨色阶，鲜绛为实，淡嫩为虚。

舌红苔薄，外感风邪，薄黄风热，白润风寒。

热邪入里，渐厚而干，黄白多少，卫气之分。

尖白根黄，表里同病，根尖苔黑，心肾热极。

苔如积粉，瘟疫内痈，苔燥如砂，湿温化燥。

白霉如粒，胃热熏蒸，白熟无光，病危须知。

焦黄微黑，阳明热结，老黄而裂，气热传营。

绛红血热，芒刺急下①，舌绛苔腻，分利消导。

舌绛无苔，阴虚血热，舌绛苔干，亡阴之属。

舌尖独红，邪存心营，红在两边，肝胆郁热。

舌白虚寒，舌青寒凝，舌紫瘀阻，紫肿酒毒。

烟茶药酒，皆易染苔，临证审舌，尤需细问。

诊而后食，厚薄分清，诊而后饮，润燥分明。

[注]①急下：用攻下的方法治疗。

闻 诊 歌 诀

五色既审，五音当明，肺以主声，五脏并参。

喜心所感，忻散之声，怒心所感，忿厉之声。

哀心所感，悲嘶之声，乐心所感，舒缓之声。

敬心所感，正肃之声，爱心所感，温和之声。

五声之变，变则病生，肝呼而急，心笑而雄。

脾歌以漫，肺哭促声，肾呻低微，色克则凶。

好言者热，懒言者寒，言壮为实，言轻为虚。

言微难复，夺气可知，谵妄无伦，神明已失。

怒骂粗厉，邪实内热，怒骂微苦，肝逆气虚。

失音声重，内火外寒，痰声重浊，饮邪束肺。

火逆冲喉，呛咳连连，肺肾气虚，咳声低微。

气急喘粗，肺实可知，喘不续息，肾不纳气。

呃声高亢，胃实可知，呃声低微，脾虚日久。

哑风不语，虽治命难，呕歌失音，不治亦痊。

问 诊 歌 诀

声色既详，问亦当知，主症变化，病邪进退。

兼症表现，甄别病位，诱缓因素，明析病性。

寒热多少，窥测阴阳，诊治效果，揆度病机。

精神睡眠，攸关正气，纳便之常，中焦运化。

育龄妇人，经带胎产，学龄幼儿，生养遗防。

宿疾恶习，偏损气血，心病损阳，肺疾伤气。

消渴耗阴，脾胃气阴，肝病干血，肾病虚湿。

眩晕多痰，癫痫气逆，风湿痰瘀，结石湿热。

过辛伤筋，过甘伤骨，过酸伤肉，过苦伤皮。

过咸伤脉，嗜烟伤肺，嗜酒蕴湿，浓茶伤胃。

百病之常，昼安朝慧，夕加夜甚，正邪进退。

潮作之时，精神为贵，不衰者实，困弱虚累。

恶寒表证，寒热细分，畏寒阳虚，或郁或中。

往来寒热，半表半里，憎寒壮热，表里同病。

昼剧而热，阳旺于阳，夜剧而热，阳下陷阴。

日晡潮热，阳明热盛，身热不扬，湿温之由。

午后热甚，内伤阴虚，暮热夜热，邪已入营。

昼剧而寒，阴上乘阳，夜剧而寒，阴旺于阴。

昼夜寒厥，重阴无阳，昼夜烦热，重阳无阴。

昼寒夜热，阴阳交错，饮食不入，死终难却。

阳尽归阴，昼复归阳，血盈脉充，气足神旺。

血虚内热，多梦易醒，阳陷血瘀，时时欲寐。

邪热传营，烦躁难眠，热陷心包，朦胧难认。

睡后盗汗，阴虚内热，动则汗出，卫虚不固。

饮食入胃，脾运布化，肾气蒸腾，肝胆为辅。

视其味感，以知脏位，肝苦脾甘，肾咸胃酸。

嗳腐吞酸，食滞胃肠，脘痞纳呆，湿困脾胃。

消谷善饥，胃强脾弱，饥不欲食，胃阴亏虚。

胃喜冷饮，肠喜热汤，热无灼灼，寒无沧沧。

喜冷有热，喜热有寒，寒热虚实，多少之间。

胃热口糜，悬心善饥，肠热利热，出黄如糜。

胃寒清厥，痞胀喜按，肠寒尿白，飧泄肠鸣。

腹痛绕脐，移时不减，硬满拒按，或痛或闭。

少腹胀痛，痛连腰背，坐立不安，结石使然。

大便通闭，关乎虚实，无热阴结，无寒阳利。

伤食酸臭，伤血色黑，霍乱水泻[1]，痢疾脓血。

湿胜濡泻，热胜暴泻，湿热交作，粘腻臭秽。

五更肾泻，肝郁痛泻，脾虚飧泄，胃疼雷鸣。

泻闭互现，便细夹血，肌肉日削，肠癌可嗟。

小便色泽，主乎热寒，黄赤内热，清长内寒。

色红伤络，深褐下血，湿热刺痛，湿浊白淋。

天癸经水，主于肝肾，期量色质，可探虚实。

先期多热，延期多寒，红热脉实，暗淡虚数。

肝郁肾虚，经水失时，冲任不固，经血不止。

量少而淡，血虚可知，色黑血瘀，殷红血热。

带下清稀，升阳制湿，黄稠臭秽，清热利湿。

脉之呻吟，病者常情，召医至榻，不盼不惊。

或告之痛，并无苦容，色脉皆和，诈病欺蒙。

[注]①水泻：米泔水样大便。

脉诊歌诀

脉为血府，百体贯通，寸口动脉，大会朝宗。

诊人之脉，高骨中指，依布三指，切诊脉脊。

食指寸脉，中指关脉，环指尺脉，阳寸阴尺。

右寸肺胸，左寸心膻，右关脾胃，左肝膈胆。

三部三焦，两尺两肾，左小膀胱，右大肠认。

命门属肾，生气之源，诊无两尺，积重难返。

关脉一分，右食左风，右为气口，左为人迎。

持脉之道，虚静为保，三指齐按，指目候脊。

脉有七诊，曰浮中沉，上竟下竟，左右推寻。

男左大顺，女右大宜，男尺恒虚，女尺恒实。

又有三部，曰天地人，部各有三，九候名焉。

额颊耳前，寸口歧锐，下足三阴，肝肾脾胃。

寸口大会，五十合经，不满其动，无气必凶。

更加疏数，止还不能，短死岁内，期定难生。

脉贵有神，和缓微滑，沉应有根，祯祥之兆。

病脉互参，细推吉凶，根神存中，虽困不凶。

脉从四时，春弦夏洪，秋毛冬沉，阳大阴细。

脉逆四时，其病堪忧，春浮夏沉，秋洪冬大。

脉不应时，真脏气泄，对应时节，色克则凶。

形神已识，须明阴阳，位速形力，脉之四象。

脉位表里，浮沉而已，轻举即得，浮脉如羽。

沉帮筋骨，按之始得，肌肉候中，部位统属。

浮无力濡，沉无力弱，浮极力革，沉极力牢。

边实中空，其名曰芤，推筋着骨，伏脉隐深。

脉之行速，迟数以概，迟数多少，介乎一息。

一呼一吸，合为一息，脉来四至，缓脉平和。

五至无疴，闰以太息，三至为迟，六至为数。

七至疾脉，转迟转冷，转数转热，渐进渐疾。

缓止曰结，数止曰促，凡此之诊，皆统至数。

动而中止，不能自还，至数不乖，代则难痊。

脉有九形，滑涩弦紧，长短大细，动脉如豆。

滑如走珠，往来流利，连绵不断，虚实分观。

细迟短涩，参伍不调，依稀应指，涩脉可证。

弦细端直，且劲曰弦，紧比弦粗，劲左右弹。

脉过本部，长脉迢迢，不及本部，短脉缩缩。

大则宽阔，细则缩窄，洪甚于大，细粗于微。

如豆乱动，短而滑数，不移约约，动脉可知。

脉力大小，应指与否，洪微实虚，散脉无根。

来盛去衰，洪脉名显，三部细弱，微脉似无。

三部有力，实坚弦长，三部无力，虚浮迟大。

三部无力，按之无根，涣漫不收，散脉可察。

浮阳主表，风淫六气，有力表实，无力表虚。

浮迟表冷，浮缓风湿，浮濡伤暑，浮散虚极。

浮洪阳盛，浮大阳实，浮细气少，浮涩血虚。

浮数风热，浮紧风寒，浮弦风饮，浮滑风痰。

沉阴主里，七情气食，沉大里实，沉小里虚。

沉迟痼冷，沉缓里湿，沉紧冷痛，沉数里热。

沉涩痹气，沉滑痰食，沉伏霍乱，沉弦饮疾。

阳微脉沉，久按愈微，阳郁反沉，按久不衰。

濡阳虚病，弱阴虚疾，微主诸虚，阳寒阴热。

芤主失血，随症可知，革伤精血，半产带崩。

牢木乘肝，心腹寒疼，癥瘕为顺，阴虚则忌。

散为虚剧，无根将绝，产为生兆，孕或胎堕。

虚主诸虚，气血俱损，实主诸实，热蕴三焦。

迟寒主脏，阴冷相干，有力寒痛，无力虚寒。

数热主腑，细数伤阴，有力实热，无力虚火。

数大按涩，外热脉寒，乍数按缓，病邪渐退。

病退数存，阴虚邪恋，数退症危，真元已脱。

缓湿脾胃，坚大湿壅，促为阳郁，结则阴凝。

代则气乏，跌打闷绝，夺气痛疮，女始三月。

滑司痰病，软滑痰湿，滑数痰火，滑短气塞。

左寸心热，右寸呕逆，关主食风，尺便血脓。

涩虚枯滞，寸汗津竭，关膈液亡，尺精血伤。

弦应肝经，弦多胃弱，弦实邪实，弦虚肝虚。

寸弦头痛，关弦腹痛，单饮双寒，尺弦疝腰。

紧主寒痛，或寒包火，正损邪余，三部细推。

洪是火伤，动主痛热，崩汗惊狂，虚见洪危。

长主有余，气逆火盛，寸为君火，尺属奔豚。

短细不及，无力气虚，有力壅滞，浮涩沉痞。

太过实强，病生于外，不及虚微，病生于内。

紧劲大疾，病进之象，短涩结伏，缠绵难愈。

五脏本脉，各有所管，心浮大散，肺浮涩短。

肝沉弦长，肾沉滑软，从容而和，脾中迟缓。

心绝之脉，如操带钩，转豆躁疾，一日可忧。

肝绝之脉，循刃责责，新张弓弦，青白不泽。

脾绝雀啄，又同屋漏，覆杯水流，青黄不泽。

肺绝维何？如风吹毛，毛羽中肤，赤白不泽。

肾绝伊何？滑而急强，辟辟弹石，黑黄不泽。

命脉将绝，鱼翔虾游，至如涌泉，莫可挽留。

脉之主病，有宜不宜，阴阳顺逆，吉凶可推。

阳证见阴，命必危殆，阴证见阳，虽困无害。

新病右关，缓滑存中，润色可察，虽剧可治。

久病左关，软滑有神，精血未艾，治之可生。

人常脉病，卒厥暴死，人病脉平，虽困不凶。

伤寒热病，脉喜浮洪，沉微涩小，证反必凶。

中风之脉，却喜浮迟，坚大急疾，其凶可知。

汗后脉静，身凉则安，汗后脉躁，热甚必难。

劳倦伤脾，脉当虚弱，自汗脉躁，死不可却。

泄泻下痢，沉小滑弱，实大浮数，发热则恶。

呕吐反胃，浮滑者昌，沉数细涩，结肠者亡。

霍乱之候，脉代勿讶，舌卷囊缩，厥伏可嗟。

嗽脉多浮，浮濡易治，沉伏而紧，死期将至。

火热之证，洪数为宜，微弱无神，根本脱离。

骨蒸发热，脉数而虚，热而涩小，必殒其躯。

劳极诸虚，浮软微弱，土败双弦，火炎细数。

失血诸证，脉必见芤，缓小可喜，数牢堪忧。

蓄血在中，牢大却宜，沉涩而微，速愈者稀。

小便淋闭，鼻色必黄，实大可疗，涩小知亡。

癫乃重阴，狂乃重阳，浮洪吉象，沉急凶殃。

痫宜浮缓，沉小急实，但弦无胃，必死不失。

心腹之痛，其类有九，细迟速愈，浮大延久。

疝属肝病，脉必弦急，牢急者生，弱急者死。

黄疸湿热，洪数便宜，不妨浮大，微涩难医。

肿胀之脉，浮大洪实，细而沉微，岐黄无术。

五脏为积，六腑为聚，实强可生，沉细难愈。

中恶腹胀，紧细乃生，浮大为何？邪气已深。

鬼祟之脉，左右不齐，乍大乍小，乍数乍迟。

疫疹必数，浮大为吉，沉细隐伏，无力气脱。

痈疽未溃，洪大脉宜，及其已溃，洪大最忌。

肺痈已成，寸数而实，肺痿之证，数而无力。

痈痿色白，脉宜短涩，数大相逢，气损血失。

肠痈实热，滑数相宜，沉细无根，其死可期。

金疮出血，脉多虚细，急实大数，垂亡休治。

妇人之脉，以血为本，血旺易胎，气滞难孕。

妇人有子，阴搏阳别，少阴动甚，其胎已结。

滑疾而散，胎必三月，按之不散，五月可别。

欲产离经，新产小缓，实弦牢大，其凶不免。

小儿之脉，七至为平，重参指纹，色证互辨。

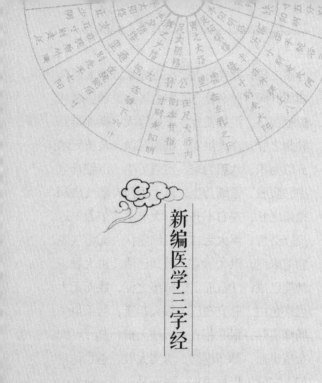

新编医学三字经

医学源流第一

中医始，本阴阳，内经作，素问详，难经出，更洋洋，越汉季，有南阳，六经辨，圣道彰。伤寒著，金匮藏，垂方法，立津梁。至后世，有柯尤①，方证对，理法昭。唐宋时，有《千金》②，《外台》③继，重医林，《直诀》④书，儿科祖。至金元，四大家，李东垣，重脾胃，甘温法，除大热，刘河间，专主火。一二方，奇而妥，朱丹溪，罕与俦，阴宜补，阳勿浮，杂病法，四字⑤求。张子和，主攻破，中病良，勿太过。至明清，集大成，新学说，耀星河。《本》⑥《针》⑦《外》⑧，有《准绳》⑨。温病门，法伤寒，首叶桂，继吴塘。三焦⑩辨，启后世，湿热论⑪，羽翼丰。补火派，重命门，生化旨，妙无穷。虚劳病，《元鉴》⑫慧。

血瘀论，推王唐⑬。诊脉法，《濒湖》⑭昂，《抉微》⑮书，细而详。程钟龄，《心悟》⑯传。《医》⑰《鉴》⑱作，备而精，初学者，最宜宗。晚清后，西风渐，锡纯⑲君，融西中，起顽疾，奇方选，新时代，杏林标。

[注]①柯尤：分别为柯韵伯、尤在泾，其中柯韵伯著有《伤寒来苏集》，尤在泾著有《伤寒贯珠集》；②《千金》：《千金方》；③《外台》：《外台秘要》；④《直诀》：《小儿药性直诀》，宋代钱乙编著；⑤四字：气、血、痰、郁；⑥《本》：《本草纲目》，明代李时珍编著；⑦《针》：《针灸大成》，明代杨继洲编著；⑧《外》：《外科正宗》，明代陈实功编著；⑨《准绳》：《证治准绳》，明代王肯堂编著；⑩三焦：三焦辨证，出自《温病条辨》，清代吴鞠通编著；⑪湿热论：指薛生白的《湿热条辨》及王孟英的《温热经纬》；⑫《元鉴》：《理虚元鉴》，明代汪绮石编著；⑬王唐：分别

为王清任、唐容川两位清代医家，其中王清任著有《医林改错》，唐容川著有《血证论》；⑭《濒湖》：明代李濒湖编著的《濒湖脉诀》；⑮《抉微》：《四诊抉微》，清代林之翰编著；⑯《心悟》：《医学心悟》，清代程钟龄编著；⑰《医》：《医宗必读》，明代李中梓编著；⑱《鉴》：《医宗金鉴》，清代御医吴谦等人合力编著；⑲锡纯：张锡纯，清末民初医家，著有《医学衷中参西录》一书。

外感瘟疫第二

外感病，极变迁，六经法，千古传，至后世，温病圆。辨病位，导病邪，扶正气，是真诠。浮紧寒，有荆防①，浮缓风，桂葛②功，浮带弦，小柴③中，浮数热，银翘④先，浮濡暑，香薷⑤专，燥涸咳，桑杏⑥方，夹食积，保和丸，夹气滞，香苏⑦专。又夹湿，至须研，表湿缠，痛绵绵，风胜湿，羌秦[8]联。若里湿，午热延，三仁[9]类，六一[10]添。脉虚浮，补中[11]求，细数浮，七味[12]长，微细兮，气血衰，再造散，莫踌躇。邪传变，病日深，脉洪数，白虎增，黄连类，俱可斟。传心包，病不堪，三宝丹[13]，或回生。脉实大，速截流，清瘟[14]类，大黄饶。若瘟疫，治相伴。寒包火，九味[15]寻，达郁火，升降[16]求，伏邪祛，达原[17]由，荡湿热，通圣[18]谋，热陷营，神犀[19]投。

[注]①荆防：荆防败毒散；②桂葛：桂枝汤加葛根；③小柴：小柴胡汤；④银翘：银翘散；⑤香薷：三物香薷饮或新加香薷饮类方；⑥桑杏：桑杏汤；⑦香苏：加味香苏散；⑧羌秦：羌活、秦艽类方例如羌活胜湿汤；⑨三仁：三仁汤；⑩六一：六一散；⑪补中：补中益气汤或参苏饮；⑫七味：葱白七味饮；

⑬三宝丹：即安宫牛黄丸、至宝丹、紫雪丹；⑭清瘟：清瘟败毒饮；⑮九味：九味羌活汤；⑯升降：升降散；⑰达原：达原饮；⑱通圣：防风通圣散；⑲神犀：神犀丹。

咳嗽第三

气上呛，咳嗽生，肺最重，五脏关，肺如钟，撞则鸣，六淫逼，外撞鸣，痰火瘀，内撞鸣。止嗽散，轻灵平，风寒甚，辛麻①行，夹风热，桑菊添，燥伤肺，清燥②先。挟寒痰，小龙③平，热痰盛，桑皮④方。郁火冲，黛蛤⑤功，积血由，逐瘀⑥求。痨损积，固金⑦群，和逆气，治本谋。

[注]①辛麻：细辛、麻黄；②清燥：清燥救肺汤；③小龙：小青龙汤类方；④桑皮：桑白皮

汤；⑤黛蛤：黛蛤散；⑥逐瘀：血府逐瘀汤；⑦固金：百合固金汤。

气喘第四

喘促症，治分门，别脏腑，明轻重。实喘者，治在肺，降逆气，华盖葶[1]，撤痰援，三子[2]俱，化热者，定喘[3]谋，攻下法[4]，脏腑求。虚喘者，责心肾，心喘者，动愈剧，真武剂，治其源，丹参饮，相辅行。肾喘者，气难续，肾气论，合镇潜，虚中实，苏子[5]降。六君[6]类，亦灵丹，补肺肾，莫忘根。

[注]①华盖葶：华盖散、葶苈大枣泻肺汤；②三子：三子养亲汤；③定喘：定喘汤类方；④攻下法：寒攻用三物白散，热攻用大陷胸汤；⑤苏子：苏子降气汤；⑥六君：陈夏六君子汤。

胸痛第五

胸为腑，心肺居，气血滞，胸痛生，别心胃，明实虚。痛喜按，胃使然，痛需歇，多属心。痛如锥，失笑①需，善太息，越鞠②推，苔白腻，薤白③方，沉紧寒，乌头④丸，脉虚惫，参附⑤言。真心痛，闷绞闭，冷汗出，最危殆。暴死现，旦夕间，刺内关，口含丹⑥，心阳固，或可生。

[注]①失笑：失笑散；②越鞠：越鞠丸；③薤白：栝楼薤白半夏汤类方；④乌头：乌头赤石脂丸；⑤参附：参附汤类方；⑥丹：速效救心丹或麝香保心丸。

心悸第六

五邪犯，悸动然，心受邪，理一般。迟

而结，急温阳，麻附辛[①]，镶桂姜[②]，数而促，热伤阳，清心丸[③]，法最良。涩而实，痰瘀气，多少者，参舌观，苔腻滑，用导痰[④]，苔色晦，桃红[⑤]通，苔白弦，疏肝[⑥]言，涩而弱，本虚着，养心[⑦]类，皆良方。脉带微，阳欲离，存神气，尚可活，克色见，不必医。

[注]①麻附辛：麻黄附子细辛汤；②桂姜：桂枝、干姜；③清心丸：牛黄清心丸；④导痰：导痰汤；⑤桃红：桃红四物汤；⑥疏肝：柴胡疏肝散；⑦养心：养心汤类方。

中 风 第 七

四顽症，首中风，骤然得，实可忧，瘖喎瘫，中经络，昏愦瞀，中脏腑，明轻重，辨实虚。闭与脱，大不同，阳闭火，安宫[①]

雄，阴闭痰，苏合②专，固气脱，参附功。顾其名，思其义，若舍风，非其治，火气痰，三子备，究其本，气血逆，疏导先，濡养次，镇肝汤③，达痰丸④，通勿闭，需谨记。后遗症，四字诀⑤，地黄饮⑥，阴求阳，补阳方⑦，健气行。

[注]①安宫：安宫牛黄丸；②苏合：苏合香丸；③镇肝汤：镇肝息风汤；④达痰丸：竹沥达痰丸；⑤四字诀：气、血、痰、瘀；⑥地黄饮：地黄饮子；⑦补阳方：补阳还五汤。

眩 晕 第 八

眩晕症，多属肝，肝风木，相火干，头旋转，眼纷繁，虚痰瘀，各分观。痰湿盛，治取脾，天麻饮①，苓桂术②，支饮冒，泽泻汤，痰火亢，钩藤方③，瘀阻络，通窍④匡，气血虚，归脾丸，肝肾虚，左归饮，精血弱，鹿茸⑤餐。

[注]①天麻饮：半夏白术天麻汤；②苓桂术：苓桂术甘汤；③钩藤方：天麻钩藤饮；④通窍：通窍活血汤；⑤鹿茸：鹿茸丸。

头 痛 第 九

六经会，清阳注，清窍闭，头痛作。浮紧风，川芎调①，数带热，羚芷膏②，浮带滑，伤食痰，保和丸，合大黄。痛如裹，胜湿③功。肝劲弦，镇肝风④，养肝体⑤，勿忘因。弦带涩，瘀滞中，痛如劈，势急迫，通窍⑥法，配蜈蚣。重按弱，实不足，补虚损，归脾宗，欲下取，求其端，补阴丸⑦，萸附^⑧偎。

[注]①川芎调：川芎茶调散；②羚芷膏：芎芷石膏汤合羚羊角；③胜湿：羌活胜湿汤；④镇肝风：镇肝息风汤；⑤养肝体：叶天士养肝之体清肝之用方；⑥通窍：通窍活血汤；⑦补阴丸：大补阴丸；⑧萸附：山茱萸、熟附子。

不寐第十

阳入阴，夜寐安，营卫乖，目难冥。治之法，调和奉，温胆汤，为经纬。滑数热，入黄连，饱食积，越鞠^①听，细数虚，牡丹^②需，鸡子黄，趁热冲。脉虚大，归脾^③功，虚晦容，入参茸^④。

[注]①越鞠：越鞠丸；②牡丹：牡为牡蛎，丹为

牡丹皮；③归脾：归脾汤；④茸：鹿茸。

厥证第十一

　　气机逆，暴厥成，自汗出，不识人，气得返，亦无碍，气难返，危候呈，治之法，急回神，平卧下，宽衣裳，汗如珠，固心阳，灸二关①，舌含丹②，参西学，助回生。调行篋，四字诀③，郁为病，越鞠方，痰引援，二陈汤，阴血弱，四物④着，气阳虚，保元⑤推。

[注]①二关：内关、关元；②丹：速效救心丹或麝香保心丸；③四字诀：气、血、痰、郁；④四物：四物汤类方；⑤保元：保元汤。

痫病第十二

忽搐搦，痫病然，目上视，吐痰涎，有生病，历岁年。厥阴本，痰瘀标。阳痫属，龙荟①平，阴痫作，六君②营，痰积锢，礞石丸③。伏所主，所因先，收散互，逆从连，和中气，妙转旋，悟到此，病可痊。

[注]①龙荟：龙胆泻肝汤合芦荟；②六君：陈夏六君子汤；③礞石丸：礞石滚痰丸。

黄疸第十三

湿瘀郁，胆汁溢，身目黄，便溺黄，治之法，别阴阳，茵栀黄①，随证迁，阳黄鲜，二苓②添，阴黄晦，术附姜③，夹瘀滞，姜丹④良。黄日深，病日危，不识人，至难筹，人工肝，或可留。脾得健，水湿运，肝气疏，邪难逆，悟到此，奇方迭。

[注]①茵栀黄：茵陈、栀子、黄芩；②二苓：茯苓、猪苓；③术附姜：白术、附子、干姜；④姜丹：姜黄、丹参。

腹痛第十四

腹痛病，最为难，别病位，辨痛状。上腹部，胃胆胰，胁腹间，肝胆地，脐周肠①，下胞宫②，左结肠③，右阑尾。痛喜温，良附辛④，痛绵绵，建中⑤填，攻撑胀，气滞因，宜通宣，七物⑥先。痛不解，需细研，轻扪腹，反弹求，虽痛柔，可观候，酸⑦毒⑧盐⑨，备查全。硬如板，最危急。属胃肠，大承攻，属肠痈，牡丹⑩宗，属女科，外孕方⑪。

[注]①肠：小肠；②胞宫：子宫；③结肠：降结肠
及乙状结肠；④良附辛：高良姜、香附（醋制）、
细辛；⑤建中：小建中汤；⑥七物：厚朴七物汤；
⑦酸：酸中毒；⑧毒：重金属中毒、红斑狼疮、
尿毒症等；⑨盐：电解质紊乱如低钙血症等；⑩牡
丹：大黄牡丹皮汤；⑪外孕方：宫外孕1、2号方，
源自1976年第六期的《中华医学杂志》。

臌胀第十五

臌胀病，实可愁。气瘀水，集聚留。胀
达肢，间得生，逆返腹，至难除。叩如鼓，
七气①疏，叩音浊，分消②服，正气存，舟车③
续。腹甲错，调营④行，重胃气，治留人。五
苓类⑤，济生⑥珍。

[注]①七气：七气汤；②分消：中满分消汤；③舟

车：舟车丸；④调营：调营饮；⑤五苓类：五苓汤类方；⑥济生：济生肾气丸。

呕吐哕第十六

呕吐哕，皆属胃，邪犯戕，气逆殃。寒湿侵，有藿香①，食滞伤，保和安，小半夏②，痰饮痊，吴茱萸③，平肝气。食已吐，胃热沸，黄草汤，煎冷服，朝暮吐，乏火化，附桂丸④，助其源，孕作吐，砂姜⑤配。若呃逆，代赭⑥汇，呃声微，丁香⑦增，亢且频，竹石⑧寻。

[注]①藿香：藿香正气丸；②小半夏：小半夏加茯苓汤；③吴茱萸：吴茱萸汤；④附桂丸：附桂理中丸；⑤砂姜：砂仁、生姜；⑥代赭：旋覆代赭汤类方；⑦丁香：丁香柿蒂汤；⑧竹石：竹叶石膏汤。

泄泻第十七

泄泻症，病胃肠，恒补涩，亦非良。内外因，宜细分，表湿胜，藿香①行，湿而热，葛根芩②，湿而冷，草姜③寻，湿挟积，曲楂④迎。虚兼湿，参术苓⑤，肝乘脾，痛泻⑥斟，脾肾泻，近天明，四神服，萸梅⑦合，真人汤⑧，俱神方。

[注]①藿香：藿香正气丸；②葛根芩：葛根芩连汤；③草姜：草果、干姜；④曲楂：神曲、山楂；⑤参术苓：参苓白术散；⑥痛泻：痛泻要方；⑦萸梅：山茱萸合乌梅丸；⑧真人汤：真人养脏汤。

痢疾第十八

痢为疾，病大肠，湿热伤，理一般。热

胜湿，赤痢渍，湿胜热，白痢坠，调行箴，
须切记，芍药汤，热痢治，平胃①加，寒湿
试。热不休，肢厥瞀，阳陷阴，病最危。白头
翁②，送安宫③，将军④导，肠腑通，败毒⑤投，
逆挽流，邪得导，或得留。正气虚，痢不休，
清寓补，是为根，乌梅⑥法，细研斟。

[注]①平胃：平胃散；②白头翁：白头翁汤；③安
宫：安宫牛黄丸；④将军：复方大黄灌肠液；⑤败
毒：人参败毒散；⑥乌梅：乌梅丸。

便秘第十九

传导职，大肠司，六气调，腑气通。肺
气束，麻杏①调，为脾约，麻仁②着，肝气
郁，六磨③毕，火气盛，芦荟④平，脾肾寒，
温脾⑤门。肠失养，八珍⑥先，济川煎，求其

端，蜜润方，导肛中。便秘久，恐肠瘤，通秘方，莫恣投，指镜检，谨慎谋。

[注]①麻杏：麻黄、杏仁类方，如华盖散等；②麻仁：麻子仁丸；③六磨：六磨汤；④芦荟：芦荟丸；⑤温脾：温脾汤；⑥八珍：八珍汤。

虚劳第二十

虚劳病，从何起，久咳喘，肺气损，七情伤，心脾殃，酒澧贪，肝脾戕，膏粱嗜，血凝泣，房帏迄，肾元亏。治之法，去病源，乾坤功，坎离受。清肃并，阴阳交，中气固，精气存，薯蓣丸，风气弭，蟅虫丸[①]，干血已，金匮秘，仔细研。

[注]①蟅虫丸：大黄蟅虫丸。

消渴第二十一

消渴症，津液干，肺胃肾，别三焦，若失治，阴阳逆，气血乖，窍道闭。清滋并，治法旨，重摄调，养法旨。治肺源，消渴方[1]，清胃火，玉女[2]磋，温肾阳，鹿茸[3]匡，滋肾水，六味汤[4]。乌梅丸，寒热杂，随证迁，妙难言。

[注]①消渴方：消渴汤；②玉女：玉女煎；③鹿茸：鹿茸丸；④六味汤：六味地黄汤。

血证第二十二

血属阴，化中焦，卫阳固，逍遥行，火热灼，殷而鲜，乏统摄，黯黧黑，多少间，良工甄。阳络伤，咳吐衄，清泻瘀，别脏腑，肺泻白①，胃泻心②，小蓟饮③，尿血斟，十灰散，便血冲，犀角汤④，血热宗。阴络伤，黄土⑤功，归脾汤，无比丸⑥。灶心土，炮姜灰，二神药，特叮咛。

[注]①泻白：泻白散；②泻心：泻心汤类方；③小蓟饮：小蓟饮子；④犀角汤：犀角地黄汤；⑤黄土：黄土汤；⑥无比丸：无比山药丸。

水肿第二十三

水之治，三脏详，肺通调，主上源，脾散布，运转常，肾蒸腾，启下源。肺为殃，面足肿，麻黄法，随证愆，丹参饮，辅治节，药不效，无创①助。脾肾伤，腹肢肿，五皮饮，加减方，阳水壅，疏凿②攻。阴水盛，真武良，辨病势，二便从。

[注]①无创：无创通气；②疏凿：疏凿饮子。

痹病第二十四

风寒湿，三气至，屈伸难，久畸形。三痹
汤，古方珍。游行风，调血先，湿不仁，苍防
仁①，湿化热，宣痹②通，寒痛引，乌附③增。
温针灸，祛寒因，小针刀，助痹松。痹日久，
痰瘀壅，虫类药，助搜风，藤草④类，可加均。

[注]①苍防仁：苍术、防己、薏苡仁；②宣痹：
宣痹汤；③乌附：乌头、附子；④藤草：伸筋
草、络石藤类药。

腰痛第二十五

肾之腑，诸络会，扭挫伤，痛不堪，平

卧躺，外敷膏，内伤者，瘀湿会，寒湿盛，肾着①平，湿热盛，四妙②灵，血瘀堆，身痛③祛，结石缠，三金方④。究其旨，脾肾虚，菟丝丸⑤，壮骨功。

[注]①肾着：肾着汤；②四妙：四妙散；③身痛：身痛逐瘀汤；④三金方：三金化石丹；⑤菟丝丸：菟丝子丸（《太平惠民和剂局方》）。

五淋癃闭第二十六

五淋病，便短涩，八正散，热淋清，三金方①，石淋消，萆薢饮②，治膏淋，沉香散，导气淋，小蓟饮③，化血淋，病日久，脾肾虚，补中气，是真传。溺短细，名癃闭，气血调，江河畅，肺源通，下窍泄，肾气足，可化源，济生④方，灸关元。点滴无，导尿痊。

[注]①三金方：三金化石丹；②草薢饮：草薢分清
饮；③小蓟饮：小蓟饮子；④济生：济生肾气丸。

遗精阳痿第二十七

　　君相乱，坎离失，湿热扰，遗精生。交
泰丸，水火济，易黄汤，虚夹湿，妙香散，
心神虚，金锁丸①，涩精设，斑龙丸，填精
制。阳痿病，治相侔，仅补火，昧其由，究
其旨，心肾求，虚恬心，最守真，动生阳，
静生阴，戒烟酒，清本源。

[注]①金锁丸：金锁固精丸。

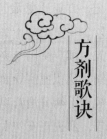

方剂歌诀

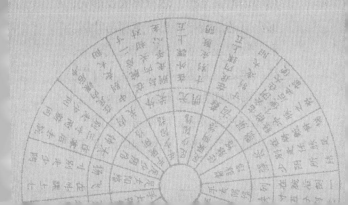

治　　法

医门十法汗和下，温清吐理补通消，
方证相对须牢记，方随证变无定势，
君臣佐使配伍妙，一法之中十法备。
外邪客表汗法先，细辨阴阳与夹邪，
阳虚温补阴虚润，痰积血瘀导而消。
小柴胡汤和法祖，平衡分消营卫和，
病结里急下法攻，邪去正安勿太过。
寒性收引法当温，表里虚实法迥然，
寒热至极现假象，详审色脉心不惑。
热邪证治法当清，然有郁火及虚火，
郁火宜达虚清导，更辨兼邪与壮羸。
邪滞胸胃或痰盛，探喉催吐或辅药，
高而越之因其势，邪去气复正自安。
气机滞逆理为先，疏敛升降因证施。
虚损宜补有缓峻，虚补其母实泻子，
先天肝肾后肺脾，乾坤相应水火济。

脉闭络阻痛痹生，通脉导滞所当先，
痰食虫瘀积里壅，胀满呆滞消法疗，
虚实互迁须细辨，汤膏丸散有专长。

解 表 之 剂

方剂名	组成及用法注意事项
麻黄汤	麻黄（先煎），桂枝，杏仁，甘草。
桂枝汤	桂枝，芍药，甘草，生姜，大枣。服后以热粥助汗，以微汗为度，忌生冷及酒辛。
荆防败毒散	荆芥，防风，茯苓，甘草，羌活，独活，柴胡，前胡，枳壳，桔梗，川芎。
十神汤	葛根，升麻，陈皮，甘草，川芎，紫苏叶，白芷，麻黄，赤芍，香附。
川芎茶调散	川芎，荆芥，防风，细辛，白芷，薄荷，炙甘草。为末，以清茶调服。
止嗽散	桔梗，陈皮，荆芥，甘草，百部，紫菀，白前。为末，生姜汤调服。
银翘散	金银花，连翘，淡竹叶，荆芥穗，牛蒡子，淡豆豉，薄荷，甘草，桔梗，鲜芦根。煮至香气大出即取服，勿久煮。
桑菊饮	桑叶，菊花，桔梗，连翘，杏仁，甘草，薄荷，芦根。勿久煮。

（续表）

方剂名	组成及用法注意事项
升麻葛根汤	升麻，葛根，芍药，甘草。
竹叶柳蒡汤	淡竹叶，西河柳，炒牛蒡子，葛根，蝉蜕，荆芥穗，薄荷，知母，石膏，粳米，玄参，甘草，麦冬。
三物香薷饮	香薷，扁豆，厚朴。加酒10ml同煎，水中沉冷后服，连服两次。
清络饮	鲜荷叶，鲜竹叶心，丝瓜皮，鲜金银花，扁豆花，西瓜翠衣。勿久煮。
清暑益气汤	李东垣：当归，橘皮，麦冬，五味子，青皮，党参，黄芪，炒神曲，黄柏（酒洗），葛根，苍术，白术，炙甘草，升麻，泽泻，生姜，大枣。 王孟英：麦冬，石斛，知母，黄连，甘草，粳米，竹叶，西瓜翠衣，西洋参，荷梗。
藿香正气散	藿香，大腹皮，紫苏叶，甘草，桔梗，陈皮，茯苓，白术，厚朴，半夏曲，白芷。加生姜、大枣同煎。
三仁汤	杏仁，白豆蔻，薏苡仁，厚朴，法半夏，通草，滑石，淡竹叶。
甘露消毒丹	白蔻仁，藿香，茵陈，滑石，木通，菖蒲，黄芩，连翘，川贝，射干，薄荷。
黄芩滑石汤	黄芩，滑石，白豆蔻，通草，茯苓皮，大腹皮，猪苓。

（续表）

方剂名	组成及用法注意事项
六一散	滑石、甘草两药比例为6：1。欲发汗可配伍葱白、淡豆豉同煎。
达原饮	厚朴，槟榔，黄芩，白芍，知母，甘草，草果。午后温服。
杏苏散	杏仁，紫苏叶，法半夏，橘皮，前胡，枳壳，桔梗，茯苓，甘草，生姜，大枣。
桑杏汤	桑叶，杏仁，沙参，浙贝，香豉，梨皮，栀皮。
清燥救肺汤	胡麻仁，人参，甘草，阿胶，桑叶，枇杷叶，石膏（先煎），麦冬，杏仁。热服。
参苏饮	党参，苏叶，前胡，枳壳，法半夏，陈皮，甘草，茯苓，葛根，木香。
玉屏风散	黄芪，白术，防风。食后热服。
麻黄附子细辛汤	细辛，麻黄，熟附子。日三服。
再造散	党参，黄芪，甘草，桂枝，熟附子，羌活，防风，川芎，芍药，细辛，生姜。
麻黄人参芍药汤	麻黄，党参，白芍，桂枝，五味子，麦冬，当归，黄芪，炙甘草。
加减葳蕤汤	葳蕤，白薇，豆豉，葱白，桔梗，甘草，红枣，薄荷。
升降散	僵蚕，蝉蜕，姜黄，大黄。煎服或为末用黄酒、蜂蜜调匀冷服。

（续表）

方剂名	组成及用法注意事项
防风通圣散	防风，大黄，芒硝，荆芥，麻黄，栀子，白芍，连翘，甘草，桔梗，川芎，当归，石膏，滑石，薄荷，黄芩，白术。
柴葛解肌汤	柴胡，葛根，黄芩，白芍，桔梗，甘草，羌活，白芷，石膏（先煎）。
定喘汤	白果，麻黄，款冬花，法半夏，桑白皮，紫苏子，杏仁，黄芩，甘草。
大青龙汤	麻黄，杏仁，炙甘草，桂枝，石膏，生姜，大枣。温服，取微汗为度。
小青龙汤	干姜，桂枝，麻黄，芍药，甘草，细辛，半夏，五味子。
大柴胡汤	柴胡，大黄，枳实，黄芩，法半夏，白芍，生姜，大枣。

辛温解表

麻黄汤（《伤寒论》）

（含麻黄加术汤、华盖散、三拗汤）

麻黄汤中用桂枝，杏仁甘草四般施，

发热恶寒头项痛，表实无汗服之宜。

烦疼不渴湿遏伏，四钱白术助脾逐，

三拗只用麻甘杏，宣肺散寒喘嗽宁。

桑橘茯苏华盖①雄，热喘麻杏石甘崇，

肺寒隔热定喘辈，寒喘射干麻黄②从。

寒饮停滞小青龙，郁里化热大青龙，

风水浮肿越婢③功，麻黄汤法肺源宗。

[注]①华盖：麻黄、杏仁、橘红、桑白皮、茯苓、苏叶、甘草；②射干麻黄：射干、麻黄、桂枝、款冬花、紫菀、生姜、细辛、大枣、法半夏、五味子；③越婢：麻黄、生姜、石膏、大枣、甘草。

桂枝汤（《伤寒论》）

（含各羊汤、阳旦汤等）

桂枝汤是伤寒方，芍药甘草姜枣同，

浮缓自汗太阳风，解肌和营群方魁。

桂甘相配辛甘阳，温阳诸方由此扩，
芍甘相配酸甘阴，敛阴诸方效此理。
桂麻相合名各半，太阳如疟此为功，
加入葛根治项强，又兼汗出与恶风，
加入黄芩名阳旦，表证难除里热张，
下后喘生气上逆，更加厚朴杏子佳。

荆防败毒散（《摄生众妙方》）

荆防败毒茯苓草，羌独柴前枳桔芎，
薄荷生姜同煎服，流感初痢有奇功，
黄芩生地苍术参[1]，加减临时在变通。

[注]①参：党参。

十神汤（《太平惠民和剂局方》）

十神汤里葛升麻，陈草芎苏白芷加，

麻黄赤芍兼香附，气滞感冒效堪夸，

身痛无汗头闷重，羌独秦苍①随证加。

[注]①羌独秦苍：羌活、独活、秦艽、苍术。

川芎茶调散（《太平惠民和剂局方》）
（合苍耳子散）

川芎茶调散荆防，辛芷薄荷甘草羌，

目昏鼻塞风攻上，偏正头痛悉能康，

苍耳子散辛芷薄①，升清降浊鼻渊瘥。

[注]①辛芷薄：细辛、白芷、薄荷。

止嗽散（《医学心悟》）

止嗽散中桔梗陈，荆甘百部紫菀白，

为末姜汤热调服，温平宣肺余邪轻。

辛凉解表

银翘散（《温病条辨》）

银翘散主上焦医，竹叶荆牛豉薄荷，
甘桔芦根凉解法，风温补感此方宜，
咳加杏贝①渴花粉，热甚栀芩②次第施。

[注]①杏贝：杏仁、川贝母；②栀芩：栀子、黄芩。

桑菊饮（《温病条辨》）

桑菊饮中桔梗翘，杏仁甘草薄荷饶，
芦根为引轻清剂，热盛阳明入母膏①。

[注]①母膏：知母、石膏。

升麻葛根汤（《阎氏小儿方论》）

升麻葛根汤钱氏，再加芍药甘草是，

阳明发热与头痛，无汗恶寒均堪倚，

亦治时疫与阳斑，痘疹已出慎勿使。

竹叶柳蒡汤（《先醒斋医学广笔记》）

竹叶柳蒡干葛知，蝉衣荆芥薄荷司，

石膏粳米参甘麦，初起风痧此可施。

疹出不透因势导，或入紫丹[1]与连翘，

疹透咳分须慎用，宣肺解毒治为先。

[注]①紫丹：紫草、牡丹皮。

清暑解表

三物香薷饮（《太平惠民和剂局方》）

（含五物香薷饮、新加香薷饮等）

三物香薷豆朴先，若云热盛加黄连，
或加苓草名五物，利湿祛湿木瓜宜，
暑温热重汗不彻，新加香薷入银翘。
湿入藿葛郁加豉，化湿解表轻芳宣，
吐泻烦渴乌砂果[1]，缩脾散寒斯为贵。

[注]①乌砂果：乌梅、砂仁、草果。

清络饮（《温病条辨》）

清络饮用荷叶边，竹丝银扁翠衣添，
暑温汗后余邪疟，气分轻伤病可痊。

清暑益气汤（《脾胃论》《温热经纬》）

清暑益气首扶脾，归陈麦味青参芪，
曲柏葛根二术草，升麻泽泻加姜枣。
伤阴少津心烦渴，孟英之法效东垣，
冬斛知连甘草米，竹叶瓜皮参荷联。

化 湿 解 表

藿香正气散（《太平惠民和剂局方》）

藿香正气大腹苏，甘桔陈苓术朴俱，
夏曲白芷加姜枣，感伤岚瘴并能驱。

三仁汤（《温病条辨》）

三仁杏蔻薏苡仁，朴夏白通滑竹伦，
水用甘澜扬百遍，湿温初起法堪遵。

甘露消毒丹（《医效秘传》）

甘露消毒蔻藿香，茵陈滑石木通菖，
芩翘贝母射干薄，暑疫湿温此最良。

黄芩滑石汤（《温病条辨》）

黄芩滑石蔻通草，苓皮腹皮猪苓饶，
暑温湿温热势炎，湿热肾炎亦可疗。

六一散（《伤寒直格》）

（含益元散、碧玉散、鸡苏散）

六一滑石同甘草，解肌行水兼清燥，
统治表里及三焦，热渴暑烦泻痢保，
益元碧玉与鸡苏，砂黛薄荷[1]加之好。

[注]①砂黛薄荷：砂仁加六一散（益元散），青
黛加六一散（碧玉散），薄荷加六一散（鸡苏
散）。

达原饮（《瘟疫论》）

（含新定达原饮、柴胡达原饮）

达原饮子朴槟芩，白芍知甘草果仁，
邪伏膜原瘟疫发，疏邪宣表急先行。
邪化三阳头身疼，柴葛羌防①散法行，
湿疟恶寒身重痛，知芍当去藿半姜②，
温疟热盛人昏愦，宣利透邪所当先，
白芍易辛③合栀豉，枳桔芦根六一荷④。

[注]①羌防：羌活、防风；②藿半姜：藿香、半
夏、生姜；③辛：细辛；④六一荷：六一散加荷
叶梗。

清 燥 解 表

杏苏散（《温病条辨》）

杏苏散内夏陈前，枳桔苓草姜枣研，
轻宣温润治凉燥，咳止痰化病自痊。

桑杏汤（《温病条辨》）

秋燥津伤桑杏汤，沙参象贝炒豉香，
梨皮清上栀皮降，甘寒救津免燥伤，
轻可去实免久煮，玉竹花粉可加均。

清燥救肺汤（《医门法律》）

咳逆满痛舌无苔，清燥救肺法最精，
胡麻参枣胶润肺，桑杷石膏麦杏清。

扶 正 解 表

参苏饮（《太平惠民和剂局方》）

脉浮苔白胸闷乏，参苏饮内前胡入，
枳桔二陈干葛香，表解气和病自痊。

玉屏风散（《医方类聚》）

玉屏风散鼎足形，两倍芪术合佐防，
表虚自汗人当服，发在芪防收在术。

麻黄附子细辛汤（《伤寒论》）

少阴脉沉反发热，一辛二麻三炮附，
发表温经两兼治，细辛易甘缓中斟。

再造散（《伤寒六书》）

再造散用参芪甘，桂附羌防芎芍掺，
细辛加枣煨姜煎，阳虚无汗法当谙。

麻黄人参芍药汤（《脾胃论》）

麻黄人参芍药汤，桂枝五味麦冬襄，
归芪甘草汗兼补，虚证外感服之康。

加减葳蕤汤（《通俗伤寒论》）

加减葳蕤用白薇，豆豉生葱桔梗随，
草枣薄荷共八味，滋阴发汗最相宜。

表 里 双 解

升降散（《伤寒温疫条辨》）

升降姜蝉蚕黄研，热蕴怪证莫可名，
寒入辛菖热翘荷，升清降浊开先河。

防风通圣散（《宣明论方》）

防风通圣大黄硝，荆芥麻黄栀芍翘，
甘桔芎归膏滑石，薄荷芩术力偏饶。

柴葛解肌汤（《伤寒六书》）

节庵柴葛解肌汤，邪在三阳热势张，
芩芍桔甘羌活芷，石膏大枣与生姜，
恶寒身痛麻易芩[①]，或入苏叶治不蹉。

[注]①麻易芩：以麻黄替换黄芩。

定喘汤（《摄生众妙方》）

定喘白果与麻黄，款冬半夏白皮需，
苏杏黄芩兼甘草，肺寒隔热喘哮尝。

大青龙汤（《伤寒论》）

大青龙汤倍麻黄，杏草桂膏姜枣藏，
太阳无汗兼烦躁，风寒两解此为良。

小青龙汤（《伤寒论》）

小龙青汤治水气，喘咳呕哕渴利慰，
姜桂麻黄芍药甘，细辛半夏兼五味。

大柴胡汤（《伤寒论》）

（含清胰汤、利胆排石汤）

大柴胡汤用大黄，枳实芩夏白芍将，

煎加姜枣表兼里，妙法内攻并外攘。

古方今为肝胆用，救急扶危显奇功，

清胰芒硝胡连入，木香延胡理气饶，

利胆排石去法夏，枳实易壳配山楂，

郁楝①姜黄金钱草，茵栀延胡酌情加。

[注]①郁楝：郁金、川楝子。

清 里 之 剂

方剂名	组成及用法注意事项
白虎汤	石膏（先煎），知母，甘草，粳米。石膏用量视情况用30～60g，温服，日三次。
竹叶石膏汤	竹叶，石膏（先煎），半夏，麦冬，党参，甘草，粳米。

（续表）

方剂名	组成及用法注意事项
栀子豉汤	栀子，淡豆豉。食后若吐，吐止后再服。
清胃散	升麻，黄连，当归，生地，牡丹皮。冷服。
玉女煎	石膏（先煎），熟地，麦冬，知母，牛膝。
芍药汤	白芍，黄芩，黄连，槟榔，当归，肉桂，甘草，木香（后下），大黄。餐后温服。
葛根黄芩黄连汤	葛根（先煎），黄芩，黄连，甘草。
泻白散	桑白皮，地骨皮，甘草，粳米。餐前服用。
苇茎汤	苇茎（先煎），冬瓜仁，桃仁，薏苡仁。苇茎最好用鲜，30~60g。
泻青丸	龙胆，栀子，大黄，羌活，防风，川芎，当归。
龙胆泻肝汤	龙胆草，栀子，黄芩，柴胡，生地，车前子，泽泻，木通，甘草，当归。
导赤散	生地，木通，甘草梢，淡竹叶。食后温服。

（续表）

方剂名	组成及用法注意事项
清心莲子饮	石莲肉，人参，地骨皮，黄芪，茯苓，甘草，麦冬，车前子。
清营汤	水牛角，丹参，黄连，玄参，生地，麦冬，金银花，连翘，竹叶心。
清瘟败毒散	生地，黄连，黄芩，牡丹皮，石膏（先煎），栀子，甘草，鲜竹叶，水牛角，玄参，连翘，知母，赤芍，桔梗。
黄连解毒汤	黄连，黄芩，黄柏，栀子。
普济消毒饮	黄芩，黄连，牛蒡子，玄参，甘草，桔梗，板蓝根，升麻，柴胡，马勃，连翘，陈皮，薄荷（后下），僵蚕。
青蒿鳖甲汤	青蒿（焗），鳖甲，生地，知母，牡丹皮。
清骨散	银柴胡，胡黄连，秦艽，鳖甲（醋炙），地骨皮，青蒿（焗），知母，甘草。冷服。
秦艽鳖甲散	秦艽，鳖甲，地骨皮，柴胡，青蒿（焗），知母，当归，乌梅。
养阴清肺汤	炒白芍，麦冬，生地，甘草，玄参，浙贝母，薄荷，牡丹皮。

白虎汤（《伤寒论》）（含化斑汤）

白虎汤用石膏君，知母甘草粳米陪，
热渴汗多脉洪大，甘寒清热此方祖。
身如被杖痛难忍，反佐苍术燥湿行，
热盛动血斑毒生，化斑犀玄可加均。
温疟时呕骨节疼，更加桂枝表里和，
亦有加入人参者，躁烦热渴舌生苔。

竹叶石膏汤（《伤寒论》）

竹叶石膏汤人参，麦冬半夏竹叶灵，
甘草生姜兼粳米，暑烦热渴脉虚寻。

栀子豉汤（《伤寒论》）
（含左金丸、连附丸）

栀豉汤是伤寒方，虚烦懊憹脉微数，

清宣为法解郁热，少气加草呕加姜。

左金丸解肝火郁，连萸①六一吐吞酸。

连附②六一治胃痛，寒因热用理一般。

[注]①连萸：黄连、吴茱萸；②连附：黄连、熟
附子。

清胃散（《脾胃论》）

清胃散用升麻连，当归生地牡丹全，

或益石膏平胃热，吐衄口疮及牙宣，

亦有加入杷斛枳①，甘寒散火斯为美。

[注]①杷斛枳：枇杷叶、石斛、枳实。

玉女煎（《景岳全书》）

景岳新方玉女煎，石膏知膝地冬兼，

水亏火盛邪留胃，脉象浮洪需细研。

芍药汤（《素问病机气宜保命集》）

初痢多宗芍药汤，芩连槟归桂草香，
病势不减加大黄，通因通用妙义深。
赤痢需合白头榆[1]，产后血虚入阿甘[2]，
后重气滞调行箴，枳壳莱菔砂仁增。

[注]①白头榆：白头翁、地榆；②阿甘：阿胶、
甘草。

葛根黄芩黄连汤（《伤寒论》）

葛根黄芩黄连汤，甘草四般治二阳，
解表清里兼和胃，喘汗自利保平康。

泻白散（《小儿药证直诀》）

泻白方医肺火蒸，桑皮地骨降而清，
甘草粳米和胃气，芦花知芩[1]皆可斟。

[注]①芦花知芩：芦根、天花粉、知母、黄芩。

苇茎汤（《备急千金要方》）

苇茎汤方出千金，桃仁薏苡冬瓜仁，
瘀热肺痈咳吐浊，甘寒清肃上焦灵。

泻青丸（《小儿药证直诀》）

泻青丸用龙胆栀，下行泻火大黄资，
羌防升上芎归润，火郁肝经用此宜。

龙胆泻肝汤（《医方集解》）

龙胆泻肝栀芩柴，生地车前泽泻偕，
木通甘草当归合，肝经湿热力能排。

导赤散（《小儿药证直诀》）

导赤生地与木通，草梢竹叶四般攻，
口糜淋痛小肠火，引热同归小便中。

清心莲子饮（《太平惠民和剂局方》）

清心莲子石莲参，地骨黄芪与茯苓，
甘草麦冬车前子，躁烦消渴及崩淋。

清营汤（《温病条辨》）（含清宫汤）

清营汤治热传营，身热燥渴眠不宁，

犀角丹连玄地麦，银翘竹叶煎复康。
减去丹参银连地，清宫更加莲子心。

清瘟败毒散（《疫疹一得》）

清瘟败毒地连芩，丹石栀甘竹叶寻，
犀角玄翘知芍桔，清邪泻毒亦滋阴。

黄连解毒汤（《外台秘要》）

黄连解毒汤四味，黄柏黄芩栀子备，
躁狂大热呕不眠，吐衄斑黄均可使。
若云三黄石膏汤，再加麻黄及淡豉，
此为伤寒温毒盛，三焦表里相兼治，
栀子金花加大黄，润肠泻热真堪倚。

普济消毒饮 (《东垣试效方》)

普济消毒芩连鼠, 玄参甘桔蓝根侣,
升柴马勃连翘陈, 薄荷僵蚕为末咀,
或加人参及大黄, 大头天行力能御。

青蒿鳖甲汤 (《温病条辨》)

胆疟青蒿鳖甲汤, 暮热早凉脉弦刚,
花粉丹皮知母桑, 由里达表服之安。

清骨散 (《证治准绳》)

清骨散用银柴胡, 胡连秦艽鳖甲扶,
地骨青蒿知母草, 骨蒸劳热保无虞。

秦艽鳖甲散（《卫生宝鉴》）

秦艽鳖甲治风劳，地骨柴胡及青蒿，

当归知母乌梅合，止嗽除蒸敛汗高。

养阴清肺汤（《重楼玉钥》）

养阴清肺芍药丹，麦地玄参贝薄餐，

白喉应知需忌表，甘寒频沃渡危难。

温 里 之 剂

方剂名	组成及用法注意事项
理中汤	炙甘草，党参，白术，干姜。等分温服，食热粥，盖衣被。
真武汤	茯苓，白术，白芍，熟附子，生姜。

（续表）

方剂名	组成及用法注意事项
四逆汤	甘草，生附子，干姜。用生附子须久煎1小时以上，可用熟附子代替。
参附汤	人参，附子。多用红参，不宜用党参，参附比例1∶1。
回阳急救汤	肉桂，熟附子，干姜，五味子，人参，白术，茯苓，甘草，陈皮，半夏。临服加麝香0.1g冲服，服至手足温和即可，勿多服。
温经汤	当归，白芍，桂枝，吴茱萸，川芎，生姜，半夏，牡丹皮，麦冬，党参，甘草，阿胶（烊）。
当归四逆汤	当归，甘草，通草，桂枝，白芍，细辛，大枣。细辛可重用至15g以上，阳虚寒厥者慎用。
乌头赤石脂丸	川椒，乌头，熟附子，干姜，赤石脂。
吴茱萸汤	吴茱萸，党参，大枣，生姜。日三服，呕逆者可冷服并少量频服。
黑锡丹	黑锡，硫黄，胡芦巴，破故纸，茴香，沉香，木香，肉桂，熟附子，金铃子，肉豆蔻。

理中汤（《伤寒论》）（含附桂理中汤、砂
半理中汤、丁萸理中汤、桂枝人参汤）

　　理中汤主理中乡，甘草人参术黑姜，
　　呕利腹痛阴寒盛，温中散寒此方先。
　　口鼻气冷肢厥逆，附桂回阳所当先，
　　胃寒呕逆砂半[1]匡，胀闷呃逆丁萸[2]方，
　　阴暑泄泻连苓[3]入，桂枝倍甘虚痞斟。

[注]①砂半：砂仁、半夏；②丁萸：丁香、吴茱
萸；③连苓：黄连、茯苓。

真武汤（《伤寒论》）（含附子汤）

　　真武汤治肾水淫，少腹冷痛悸惕眩，
　　苓术生姜附芍将，咳加辛味[1]呕倍姜，
　　去姜加参倍术附，附子汤名祛寒疼。

[注]①辛味：细辛、五味子。

四逆汤（《伤寒论》）

四逆汤中草附姜，三阴厥逆太阳沉，
或益姜葱参芍桔①，通阳复脉力能任，
重加茯苓人参者，水不安位厥悸烦。

[注]①姜葱参芍桔：生姜、葱白、党参、白芍、
桔梗。

参附汤（《重订严氏济生方》）
（含芪附、术附、黄附汤）

参附汤疗汗自流，肾阳脱汗此方求，
卫阳不固须芪附①，郁遏脾阳术附②投，
戴阳喘脱汗如油，二两山萸显神功。

[注]①芪附：黄芪、熟附子；②术附：白术、熟附子。

回阳急救汤（《伤寒六书》）

回阳救急用六君，桂附干姜五味群，
加麝三厘或胆汁，三阴寒厥见奇勋。

温经汤（《金匮要略》）

温经归芍桂萸芎，姜夏丹皮及麦冬，
参草扶脾胶益血，调经重在暖胞宫。

当归四逆汤（《伤寒论》）

当归四逆甘通草，桂芍细辛并大枣，
通脉养血此为神，素寒加入姜萸好，

不用附子及干姜，助阳过剂阴反灼。

乌头赤石脂丸（《金匮要略》）

金匮乌头赤石脂，附子椒姜五药施，
胸痛彻背固寒气，散寒宣痹莫狐疑。

吴茱萸汤（《金匮要略》）

吴茱萸汤人参枣，重用生姜温胃好，
阳明寒呕少阴利，厥阴头痛皆能保。

黑锡丹（《太平惠民和剂局方》）

黑锡丹能镇肾寒，硫黄入锡结成团，
胡芦故纸茴沉木，桂附金铃肉蔻丸。

和 解 之 剂

方剂名	组成及用法注意事项
小柴胡汤	柴胡，半夏，人参，甘草，黄芩，生姜，大枣。重用柴胡20g以上。
四逆散	柴胡，枳实，白芍，炙甘草。等分，日三服，寒热极致晕厥者忌用。
黄连汤	黄连，干姜，半夏，人参，甘草，桂枝，大枣。
蒿芩清胆汤	青蒿，黄芩，枳壳，竹茹，赤茯苓，半夏，陈皮，滑石，甘草，青黛。
逍遥散	当归，白芍，柴胡，茯苓，白术，甘草，薄荷。热服，日二服。
当归芍药散	当归，白芍，川芎，白术，茯苓，泽泻。
清脾饮	青皮，厚朴，柴胡，黄芩，半夏，炙甘草，茯苓，白术，草果仁，生姜。
痛泻要方	炒陈皮，炒芍药，防风，炒白术。
半夏泻心汤	半夏，黄连，黄芩，甘草，干姜，人参，大枣。
附子泻心汤	制附子，黄连，黄芩，大黄。

小柴胡汤（《伤寒论》）

小柴胡汤和解功，半夏人参甘草从，
更用黄芩与姜枣，少阳百病此为宗。
胸烦不呕去参夏，加蒌若渴半易根，
腹痛去芩加白芍，心悸尿秘苓[①]易芩，
胁下痞硬枣易蛎，不渴微热桂[②]易参，
发热恶寒肢烦痛，微呕支结柴桂[③]宁，
枳桔陈皮易参枣，头痛脉浮邪偏表，
咳去参枣加姜味[④]，小柴临证要当斟。
误下柴胡证仍在，复与柴胡振汗生。

[注]①苓：茯苓；②桂：桂枝；③柴桂：柴胡、桂枝；④姜味：干姜、五味子。

四逆散 (《伤寒论》)

(含柴胡疏肝散、枳芍散)

四逆散里用柴胡，芍药枳实甘草须，
阳郁气滞变证迭，敛阴泄热平剂扶。
柴胡疏肝陈芎香[1]，枳实易壳功效殊，
柴甘若去枳芍散，产后腹痛气滞多。

[注]①陈芎香：陈皮、川芎、香附。

黄连汤 (《伤寒论》)

黄连汤内用干姜，半夏人参甘草藏，
更用桂枝兼大枣，寒热平调呕痛忘。

蒿芩清胆汤（《通俗伤寒论》）

蒿芩清胆枳竹茹，苓夏陈皮碧玉需，
少阳热重寒轻证，胸痞呕恶总能除。

逍遥散（《太平惠民和剂局方》）
（含丹栀逍遥散等）

逍遥散用当归芍，柴苓术草加姜薄，
散郁除蒸功最奇，调经八味丹栀着。
黑逍遥散有生地，血虚痛经功效卓。

当归芍药散（《金匮要略》）

妊娠腹中痛绵绵，当归芍药法最精，
一两白芍为君药，芎术苓泽渗湿行。

清脾饮 (《济生方》)

清脾饮用青朴柴，芩夏甘苓白术偕，
更加草果姜煎服，热多阳疟此方佳。

痛泻要方 (《丹溪心法》)

痛泻要方陈皮芍，防风白术煎丸酌，
补土泻木理肝脾，若作食伤医更错。

半夏泻心汤 (《伤寒论》)
(含生姜泻心汤、甘草泻心汤)

半夏泻心黄连芩，干姜甘草与人参，
大枣和之治虚痞，法在降阳而和阳。
干姜减量生姜[1]配，雷鸣下利水热结，
甘草泻心重甘草[2]，缓中补气虚痞消。

[注]①生姜12g，干姜6g，为生姜泻心汤；②甘草12g。

附子泻心汤（《伤寒论》）

附子泻心寒热痞，三钱附子渍三黄，
恶寒脉沉本虚然，温肾清上法堪遵。

攻 里 之 剂

方剂名	组成及用法注意事项
大承气汤	芒硝（溶服），大黄（后下），枳实，厚朴。重用厚朴至24g，中病即止。
小承气汤	厚朴，枳实，大黄。中病即止。
调胃承气汤	芒硝（溶服），大黄，甘草。
增液承气汤	玄参，生地，麦冬，大黄，芒硝（溶服）。
黄龙汤	大黄，芒硝（溶服），枳实，厚朴，甘草，人参，当归，桔梗。

（续表）

方剂名	组成及用法注意事项
大陷胸汤	大黄，芒硝（溶服），甘遂（冲）。中病即止。
温脾汤	熟附子，干姜，甘草，人参，大黄（后下）。
大黄附子汤	大黄，熟附子，细辛。大黄用量不超过附子量。
三物备急丸	大黄，巴豆，干姜。等分为散，每服1g，中病即止。
更衣丸	芦荟，朱砂，麦冬。
五仁丸	柏子仁，桃仁，杏仁，松子仁，陈皮，郁李仁。
济川煎	当归，牛膝，肉苁蓉，泽泻，升麻，枳壳。
十枣汤	大枣，大戟，甘遂，芫花。研成散末后每服1g，用大枣水冲服，利后食粥调养。
舟车丸	牵牛，大黄，醋炒大戟，醋炒芫花，甘遂，槟榔，木香，青皮，陈皮，轻粉。
疏凿饮子	槟榔，商陆，茯苓皮，大腹皮，椒目，羌活，赤小豆，秦艽，泽泻，木通。

大承气汤（《伤寒论》）

大承气汤纳芒硝，后下大黄泻力枭，
通腑行气重枳朴，急下存阴树新标。

小承气汤（《伤寒论》）

小承气汤朴实黄，谵狂痞硬上焦强，
益以羌活名三化，中风闭实可消详。

调胃承气汤（《伤寒论》）

调胃承气硝黄草，甘缓微和将胃保，
不用朴实伤上焦，中焦燥实服之好。

增液承气汤（《温病条辨》）

（含承气养营汤）

增液承气参地冬，加入硝黄力更雄，
温病亡阴腹满痛，更有承气养荣方，
枳朴大黄知芍当①，增水行舟功最强。

[注]①当：当归。

黄龙汤（《伤寒六书》）

黄龙汤即大承气，加入参归甘桔比，
姜枣共煎十味同，攻补兼施两法俱。

大陷胸汤（《伤寒论》）

（含大陷胸丸）

大陷胸汤治结胸，心下硬痛便难通，

伤寒下早邪传里，大黄芒硝甘遂攻，
再把葶苈杏仁入，和丸更治项背强。

温脾汤（《备急千金要方》）

温脾参附与干姜，甘草当归硝大黄，
寒热并行治寒积，脐腹绞结痛非常。

大黄附子汤（《金匮要略》）

大黄附子仲师方，胁下寒凝痛莫当，
共合细辛三种草，功专温下妙非常。

三物备急丸（《金匮要略》）
（含三物白散）

三物备急丸最猛，大黄巴豆干姜用，
食停肠胃胀难消，阴结垂危服此安。

若逢寒痰实结胸，三物白散巴桔贝①。

[注]①巴桔贝：巴豆、桔梗、浙贝母。

更衣丸 (《太平惠民和剂局方》)

(含麻子仁丸)

更衣利便治津干，芦荟朱砂麦酒丸，

燥火有余便难下，目赤脉弦别脾约。

麻子仁丸治脾约，枳朴大黄麻杏芍①，

土燥津枯尿反数，通幽养阴蜜丸嚼。

[注]①麻杏芍：麻子仁、杏仁、白芍。

五仁丸 (《世医得效方》)

五仁柏子杏桃仁，松子陈皮郁李仁，

血虚津枯肠中燥，理气润肠通便秘，
或加芄防①皂角羌②，养血搜风功至擅。

[注]①芄防：秦芄、防风；②羌：羌活。

济川煎 (《景岳全书》)

济川归膝肉苁蓉，泽泻升麻枳壳从，
肾虚血弱肠中燥，滋肾升阳妙难言。
夹瘀二地①桃红入，邪去正安理一般。

[注]①二地：生地、熟地。

十枣汤 (《伤寒论》) (控涎丹)

十枣逐水效堪佳，大戟甘遂与芫花，
控涎丹用遂戟芥①，攻涤痰涎力不差。

[注]①遂戟芥：甘遂、大戟、白芥子。

舟车丸（《景岳全书》）

舟车牵牛及大黄，遂戟芫花槟木香，
青皮橘皮轻粉入，燥实阳水却相当。

疏凿饮子（《济生方》）

疏凿槟榔及商陆，苓皮大腹同椒目，
赤豆芫羌泻木通，煎益姜皮阳水服。

补 益 之 剂

方剂名	组成及用法注意事项
四君子汤	党参，白术，茯苓，甘草。
补中益气汤	黄芪，白术，橘皮，升麻，柴胡，党参，炙甘草，当归身（酒洗）。

（续表）

方剂名	组成及用法注意事项
保元汤	肉桂，甘草，人参，黄芪。
升阳益胃汤	党参，白术，黄芪，黄连，半夏，炙甘草，陈皮，茯苓，泽泻，防风，羌活，独活，白芍，柴胡。加姜枣煎服。
黄芪鳖甲散	黄芪，鳖甲，地骨皮，秦艽，紫菀，党参，茯苓，柴胡，法半夏，知母，生地，白芍，天冬，肉桂，炙甘草，桔梗，桑白皮。
四物汤	白芍，当归，熟地，川芎。空腹热服。
小建中汤	白芍，桂枝，生姜，炙甘草，大枣，饴糖。
生脉散	麦冬，五味子，党参。
玉液汤	黄芪，葛根，天花粉，知母，五味子，山药，鸡内金。
当归补血汤	黄芪，当归（酒洗）。空腹温服。
黄芪桂枝五物汤	黄芪，桂枝，白芍，生姜，大枣。
归脾汤	党参，白术，黄芪，当归，炙甘草，茯苓，远志，炒酸枣仁，木香，圆肉。
八珍汤	党参，白术，茯苓，炙甘草，当归，川芎，熟地黄，白芍，生姜，大枣。

（续表）

方剂名	组成及用法注意事项
炙甘草汤	炙甘草，生姜，桂枝，党参，大枣，阿胶，麦冬，生地，麻仁。
补肺阿胶散	阿胶，马兜铃，炒牛蒡子，炙甘草，杏仁，糯米。
百合固金汤	百合，熟地，生地，玄参，贝母，桔梗，甘草，麦冬，白芍，当归身。
五汁饮	鲜莲藕，马蹄，雪梨，鲜苇根，麦冬。
琼玉膏	生地黄，党参，茯苓，白蜜。
一贯煎	生地，沙参，枸杞子，麦冬，当归，川楝子。
暖肝煎	枸杞子，茯苓，当归，小茴香，沉香，乌药，肉桂。
柏子仁丸	柏子仁，熟地黄，牛膝，续断，泽兰，卷柏。
六味地黄丸	熟地，山茱萸，山药，茯苓，泽泻，牡丹皮。
右归丸	制附子，肉桂，山茱萸，杜仲，菟丝子，熟地，枸杞子，当归，炒山药，鹿角胶。

（续表）

方剂名	组成及用法注意事项
地黄饮子	熟地黄，炒山茱萸，石斛，麦冬，炒五味子，石菖蒲，远志，茯苓，肉苁蓉，肉桂，熟附子，巴戟天。加生姜、大枣同煎。
白茯苓丸	茯苓，花粉，黄连，萆薢，党参，玄参，熟地黄，覆盆子，石斛，蛇床子，鸡内金。
还少丹	山茱萸，山药，茯苓，熟地黄，杜仲，牛膝，肉苁蓉，楮实子，小茴香，巴戟天，枸杞子，远志，石菖蒲，五味子，大枣。
龟鹿二仙胶	党参，枸杞子，龟板胶，鹿角胶。空腹用酒化服。
虎潜丸	虎骨，牛膝，陈皮，熟地黄，锁阳，干姜，当归，龟板，知母，黄柏，白芍。
斑龙丸	鹿角胶，鹿角霜，茯苓，柏子仁，菟丝子，补骨脂，熟地黄。加生姜同煎，用盐调服。

四君子汤（《圣济总录》）

（含五味异功散、陈夏六君汤、香砂六君子汤、参苓白术散、星附六君汤、四兽饮等）

四君子汤中和义，参术茯苓甘草比，

益以陈夏①名六君，祛痰补益气虚饵，

除却半夏名异功，或加香砂②气滞使。

参苓白术善渗湿，莲扁山陈砂苡桔③，

星附④六君治风痰，头风癫痫吐冷痰，

四兽六君合乌果⑤，温阳存阴治虚疟。

[注]①陈夏：陈皮、法半夏；②香砂：木香、砂仁；③莲扁山陈砂苡桔：莲子、白扁豆、山药、陈皮、砂仁、薏苡仁、桔梗；④星附：胆南星、附子；⑤乌果：乌梅、草果。

补中益气汤（《内外伤辨惑论》）（含升陷汤）

补中益气芪术陈，升柴参草当归身，

升阳举陷功独擅，甘温除热效如神。

升陷去术重黄芪，知母桔梗易归陈，

大气下陷气短弱，或加参萸[1]治虚极。

[注][1]参萸：党参、山茱萸。

保元汤（《博爱心鉴》）

保元补益总偏温，桂草参芪四味存，

男妇虚劳幼科痘，持纲三气妙难言。

升阳益胃汤（《脾胃论》）

升阳益胃参术芪，黄连半夏草陈皮，

苓泻防风羌独活，柴胡白芍姜枣随。

黄芪鳖甲散（《卫生宝鉴》）

黄芪鳖甲地骨皮，尢菀参苓柴半知，
地黄芍药天冬桂，甘桔桑皮劳热宜。

四物汤（《仙授理伤续断秘方》）
（含佛手散、桃红四物汤、胶艾四物汤、
荆防四物汤、补肝汤、圣愈汤）

四物地芍与归芎，血家百病此方通，
单用归芎名佛手，胎死腹中此方施，
桃红①四物通血脉，胶艾②暖宫善安胎，
荆防③四物风痒疾，酸枣木甘④舒肝筋，
东垣圣愈参芪入，益气摄血治崩漏。

[注]①桃红：桃仁、红花；②胶艾：阿胶、艾

叶；③荆防：荆芥、防风；④木甘：木瓜、甘草
（名补肝汤）。

小建中汤（《伤寒论》）

小建中汤芍药多，桂姜甘草大枣和，
更加饴糖补中脏，虚劳腹冷服之瘥。
增入黄芪名亦尔，表虚身痛效无过，
又有建中十四味，阴班劳损起沉疴，
十全大补加附子，麦夏①苁蓉仔细哦。

[注]①麦夏：麦冬、法半夏。

生脉散（《医学名源》）

生脉麦味与人参，清心保肺治暑淫，
气少汗多兼口渴，病危脉绝急煎斟。

玉液汤（《医学衷中参西录》）

玉液汤中芪葛根，花粉知味药鸡金，
消渴口干溲多数，升脾固肾津自生。

当归补血汤（《内外伤辨惑论》）

当归补血五倍芪，益气固摄法颇奇，
气随血脱假热生，阳生阴长理奥妙。

黄芪桂枝五物汤（《金匮要略》）

黄芪桂枝五物汤，三两黄芪芍桂枝，
生姜六两枣十二，血痹不仁此方施。

归脾汤（《正体类要》）

归脾汤用术参芪，归草茯神远志随，

酸枣木香龙眼肉，煎加姜枣益心脾，
怔忡健忘俱可却，肠风崩漏总能医。

八珍汤（《瑞竹堂经验方》）

（含十全大补丸、人参养荣汤）

四物合入四君子，气血双疗功独崇，
十全大补入芪桂①，祛病延年实可珍，
除芎更添味远橘②，人参养荣益心神。

[注]①芪桂：黄芪、肉桂；②味远橘：五味子、
远志、橘红。

炙甘草汤（《伤寒论》）

炙甘草汤参姜桂，枣胶麦地大麻仁，
加酒和煎共十味，虚劳肺痿效如神。

补肺阿胶散 (《小儿药证直诀》)

补肺阿胶马兜铃，鼠粘甘草杏糯停，
肺虚火盛人当服，顺气生津嗽哽宁。

百合固金汤 (《慎斋遗书》)

百合固金二地黄，玄参贝母桔甘藏，
麦冬芍药当归配，喘咳痰血肺家伤，
久咳潮热阴虚状，天桑胶苓百[1]炼膏。

[注]①天桑胶苓百：天冬、桑叶、阿胶、茯苓、
百部。

五汁饮 (《温病条辨》) (含五汁安中饮)

五汁饮治温邪灼，口燥苔干脉细数，

藕荸梨芦皆用鲜，三钱麦冬同煎着，

五汁安中去荸芦，韭汁牛乳反胃滋。

琼玉膏（《洪氏集验方》）

琼玉膏中生地君，参苓白蜜炼膏尝，

肺枯干咳虚劳症，金水相滋效倍彰。

一贯煎（《续名医类案》）

一贯煎中生地黄，沙参归杞麦冬藏，

少佐川楝泄肝气，阴虚胁痛此方良。

暖肝煎（《景岳全书》）

暖肝煎中杞茯归，茴沉乌药官桂偎，

肝寒收引阴冷痛，养血暖肝法可依。

柏子仁丸 (《妇人大全良方》)

柏子仁丸熟地黄，牛膝续断泽兰芳，
卷柏加之通血脉，血枯经闭用此方。

六味地黄丸 (《小儿药证直诀》)

(知柏地黄丸、金匮肾气丸、济生肾气丸、七味都
气丸、杞菊地黄丸、左慈耳聋丸)

六味丸由补法先，三阴亏损病相兼，
地黄八两山山四，苓泽丹皮三数添。
少火生气添桂附[①]，阳强知柏[②]制燎原，
济生肾气治虚肿，车牛桂附[③]水邪坚，
原方再加五味麦[④]，八仙都气治相殊，
更有杞菊[⑤]治目干，左慈磁菖[⑥]五味研。

[注]①桂附：桂枝、附子；②知柏：知母、黄

柏；③车牛桂附：车前子、牛膝、桂枝、附子；
④麦：麦冬；⑤杞菊：枸杞子、菊花；⑥磁菖：磁
石、石菖蒲。

右归丸（《景岳全书》）（含左归丸）

右归饮治命门衰，附桂山萸杜仲丝，
地枸当归淮鹿胶，便溏阳痿服之宜，
左归饮主真阴弱，附桂当杜易牛龟①。

[注]①牛龟：牛膝、龟板胶。

地黄饮子（《圣济总录》）

地黄饮子山茱斛，麦味菖蒲远志茯，
苁蓉桂附巴戟天，生姜大枣同煎服，
喑厥风痱能治之，虚阳归肾阴精足。

白茯苓丸（《太平圣惠方》）

白茯苓丸治肾消，花粉黄连萆薢调，
二参熟地覆盆子，石斛蛇床筥至要。

还少丹（《杨氏家藏方》）

还少温调脾肾寒，茱淮苓地杜牛餐，
苁蓉楮实茴巴枸，远志菖蒲味枣丸。

龟鹿二仙胶（《医便》）

龟鹿二仙最守真，补人三宝气精神，
人参枸杞和龟鹿，益寿延年实可珍。

虎潜丸（《丹溪心法》）

虎潜脚痿是神方，虎胫膝陈地锁阳，

龟板姜归知柏芍，再加羊肉捣丸尝。

斑龙丸（《医统》）

斑龙丸用鹿胶霜，苓柏菟脂熟地黄，

等分为丸酒化服，玉龙关下补元阳。

化 痰 之 剂

方剂名	组成及用法注意事项
二陈汤	半夏，橘红，甘草，茯苓。加生姜3片，乌梅1个同煎。
三子养亲汤	白芥子，紫苏子，莱菔子。
苓甘五味姜辛汤	茯苓，甘草，五味子，干姜，细辛。
青州白丸子	天南星，半夏，白附子，川乌。
神仙解语丹	石菖蒲，远志，全蝎，炮白附子，胆南星，甘草，木香，天麻，羌活。

（续表）

方剂名	组成及用法注意事项
定痫丸	茯苓，茯神，川贝，天麻，丹参，麦冬，陈皮，远志，石菖蒲，半夏，胆南星，全蝎，僵蚕，甘草，琥珀，朱砂。共为细末，甘草熬膏，加竹沥汁100ml及生姜汁50ml调成小丸
清气化痰丸	胆南星，姜半夏，陈皮，杏仁，枳实，瓜蒌仁，黄芩（酒炒），茯苓，姜汁。
桑白皮汤	桑白皮，黄芩，黄连，山栀，半夏，紫苏子，杏仁，浙贝母。
贝母瓜蒌散	川贝母，瓜蒌，天花粉，橘红，桔梗，茯苓。
竹沥达痰丸	煅礞石，沉香，法半夏，茯苓，甘草，黄芩，陈皮，大黄，党参，白术，竹沥，生姜汁。

二陈汤（《太平惠民和剂局方》）

（含指迷茯苓丸、半夏白术天麻汤、温胆汤、涤痰汤、金水六君煎）

二陈半夏与陈皮，甘草茯苓四味宜，

煎合姜梅化中敛，一切痰饮此方珍。

指迷茯苓纳芒硝，陈皮易枳①臂痛消，

眩晕头重风痰然，六钱白术二②天麻，

温胆枳竹③清痰臣，或加枣远④宁心神，

温胆再入参星菖⑤，涤痰开窍解语僵，

金水六君虚咳殃，五钱熟地归身镶。

[注]①枳：枳壳；②二：二钱；③枳竹：枳实、竹茹；④枣远：酸枣仁、远志；⑤星菖：胆南星、石菖蒲。

三子养亲汤（《韩氏医通》）

三子养亲祛痰方，芥苏莱菔共煎汤，

食滞脘胀曲麦槟①，咳逆前胡杏朴②增。

[注]①曲麦槟：神曲、炒麦芽、槟榔；②杏朴：杏仁、厚朴。

苓甘五味姜辛汤 (《金匮要略》)

苓甘五味姜辛汤，痰饮咳嗽常用方，
气降仍咳胸犹满，速化寒饮保安康。

青州白丸子 (《太平惠民和剂局方》)
(合三生饮)

青州白丸星夏并，白附川乌俱用生，
晒露糊丸姜薄引，风痰瘫痪小儿惊。
三生饮仅乌附星，三皆生用木香听，
加参对半扶元气，卒中痰迷服此灵。

神仙解语丹 (《校注妇人大全良方》)

不语神仙解语丹，菖蒲远志极通关，
全蝎白附胆南星，木香天麻羌活存。

定痫丸 (《医学心悟》)

定痫二茯贝天麻,丹麦陈远菖蒲夏,
胆星蝎蚕草竹沥,姜汁琥珀与朱砂,
涤痰息风法最精,正虚入参三钱佐。

清气化痰丸 (《医方考》)

清气化痰星夏橘,杏仁枳实瓜蒌实,
芩苓姜汁为糊丸,气顺火消痰自失。

桑白皮汤 (《古今医统》)

桑白皮汤痰热了,芩连山栀将火扫,
苏子杏仁降肺逆,贝母半夏用之巧。

贝母瓜蒌散 (《医学心悟》)

贝母瓜蒌花粉研，陈皮桔梗茯苓联，

呛咳咽干痰难咯，清肺润燥化痰涎。

竹沥达痰丸 (《杂病源流犀烛》)

肆中竹沥达痰丸，礞石沉夏茯苓甘，

芩橘大黄白术参，竹油姜汁泛为丸，

百病多因痰作祟，顽痰怪症力能匡。

消导杀虫之剂

方剂名	组成及用法注意事项
保和丸	神曲，山楂，茯苓，半夏，陈皮，连翘，莱菔子。
枳实导滞丸	麸炒枳实，大黄，黄芩，黄连，炒神曲，白术，茯苓，泽泻。

（续表）

方剂名	组成及用法注意事项
木香槟榔丸	木香，槟榔，青皮，陈皮，麸炒枳壳，黄柏，黄连，莪术，大黄，牵牛子，炒香附。
桂枝茯苓丸	桂枝，茯苓，牡丹皮，白芍，桃仁。
鳖甲饮子	鳖甲（加酒先煎如胶），甘草，黄芪，白术，白芍，川芎，厚朴，槟榔，乌梅，草果，生姜，大枣。
鳖甲煎丸	鳖甲，蟅虫，鼠妇，蜣螂，蜂巢，石苇，党参，射干，桂枝，厚朴，紫葳，牡丹皮，白芍，干姜，瞿麦，柴胡，黄芩，阿胶，半夏，桃仁，葶苈子，赤硝，大黄。
大黄蟅虫丸	大黄，蟅虫，黄芩，芍药，桃仁，生地黄，杏仁，甘草，干漆，蛴螬，虻虫，水蛭。
海藻玉壶汤	海藻，海带，昆布，青皮，陈皮，连翘，浙贝母，独活，甘草，半夏，当归，川芎。
内消瘰疬丸	夏枯草，海藻，麸炒枳壳，桔梗，玄参，浙贝母，白蔹，薄荷叶，连翘，当归（酒洗），生地，大黄，天花粉，甘草，海粉，硝石，青盐。

（续表）

方剂名	组成及用法注意事项
三金化石汤	金钱草，鸡内金，海金沙，牛膝，石苇，芒硝，车前子，王不留行，甘草，陈皮，枳实，萹蓄，瞿麦，琥珀，赤芍，牡丹皮。
乌梅丸	乌梅（醋泡一宿，去核），细辛，桂枝，党参，附子，川椒，干姜，黄连，黄柏，当归。忌生冷。
布袋丸	党参，白术，茯苓，甘草，芜荑，芦荟，夜明砂，使君子。碾细为末，用猪肉汤调服。

保和丸（《丹溪心法》）

保和神曲与山楂，苓夏陈翘菔子加，

曲糊为丸麦汤下，亦可方中用麦芽。

大安丸内加白术，消中兼补效堪夸。

枳实导滞丸 (《内外伤辨惑论》)

枳实导滞首大黄，芩连曲术茯苓襄，
泽泻蒸饼糊丸服，湿热积滞力能攘，
若还后重兼气滞，木香导滞加槟榔。

木香槟榔丸 (《医学正传》)

木香槟榔青陈皮，枳柏茱连莪术随，
大黄黑丑兼香附，芒硝水丸量服之，
一切实积能推荡，泻痢食疟用咸宜。

桂枝茯苓丸 (《金匮要略》)

仲景桂枝茯苓丸，丹芍桃仁共五般，
为末等分蜜丸下，消癥化瘀用为先。

鳖甲饮子（《重订严氏济生方》）

鳖甲饮子治疟母，甘芪术芍芎朴槟，
乌梅草果姜枣煎，甘温和血积热消。

鳖甲煎丸（《金匮要略》）

鳖甲煎丸疟母方，䗪虫鼠妇及蜣螂，
蜂巢石苇人参射，桂朴紫葳丹芍姜，
瞿麦柴芩胶半夏，桃仁葶苈和硝黄，
疟缠日久胁下硬，症消积化保安康。

大黄䗪虫丸（《金匮要略》）

大黄䗪虫芩芍桃，地黄杏草漆蛴螬，
虻虫水蛭和丸服，能去干血功独超。

海藻玉壶汤（《外科正宗》）

海藻玉壶带昆布，青陈二皮翘贝母，
独活甘草夏归芎，消瘿散结效可睹。

内消瘰疬丸（《医学名蒙》）（含消瘰丸）

内消瘰疬夏枯藻，枳桔玄贝蔹荷翘，
归地大黄花粉草，海粉玄明青盐消。
程氏消瘰贝玄牡[①]，初起痰结属阴虚。

[注]①贝玄牡：浙贝母、玄参、牡蛎。

三金化石汤（新方）

三金化石石淋功，牛膝石硝车前攻，
王不留甘陈皮枳，萹瞿琥珀芍丹通。

乌梅丸 (《伤寒论》)

乌梅丸用细辛桂，人参附子椒姜继，

黄连黄柏及当归，温藏安蛔寒厥剂，

脏寒黑姜易连柏，热盛雷丸易椒姜。

布袋丸 (《补要袖珍小儿方论》)

布袋丸内有四君，芜荑芦荟共调匀，

夜明砂与使君子，消疳去虫法可循。

理 气 之 剂

方剂名	组成及用法注意事项
越鞠丸	川芎，苍术，香附，山栀子，神曲。
四七汤	半夏，姜厚朴，茯苓，紫苏叶。

（续表）

方剂名	组成及用法注意事项
四磨汤	党参，乌药，槟榔，沉香。
旋覆代赭汤	旋覆花，代赭石，党参，炙甘草，生姜，半夏，大枣。
苏子降气汤	紫苏子，橘红，半夏，当归，前胡，肉桂，厚朴，炙甘草。加生姜同煎。
厚朴温中汤	厚朴，陈皮，炙甘草，茯苓，干姜，草豆蔻，木香，生姜。忌生冷，加生姜3片同煎。
丁香柿蒂汤	丁香，柿蒂，党参，生姜。
橘皮竹茹汤	橘皮，竹茹，麦冬，半夏，甘草，人参，赤茯苓，生姜，大枣，枇杷叶。
天台乌药散	乌药，木香，茴香，川楝子（麸炒），槟榔，炒巴豆（麸炒），高良姜，青皮。加温酒同煎。
橘核丸	橘核，川楝子，肉桂，延胡索，枳实，姜厚朴，海藻，海带，昆布，麸炒桃仁，木通，木香。温盐酒汤送服。

越鞠丸（《丹溪心法》）

越鞠丸治六般郁，气血痰火湿食因，
芎苍香附兼栀曲，气畅郁舒痛闷伸，
又六郁汤苍芎附[1]，甘苓橘半栀[2]砂仁。

[注]①苍芎附：苍术、川芎、香附；②甘苓橘半栀：甘草、茯苓、橘皮、半夏、山栀子。

四七汤（《太平惠民和剂局方》）

四七汤理七情气，半夏厚朴茯苓苏，
姜枣煎之舒郁结，痰涎呕痛尽能纾。

四磨汤（《济生方》）（含五磨饮子）

四磨亦治七情侵，人参乌药及槟沉，
浓磨煎服调逆气，实者枳壳易人参，

去参加入木香枳^①，五磨饮子白酒斟。

[注]①枳：枳实。

旋覆代赭汤（《伤寒论》）

旋覆代赭用人参，半夏甘姜大枣临，
重以镇逆咸软痞，痞硬噫气力能禁。

苏子降气汤（《备急千金要方》）

苏子降气橘半归，前胡桂朴草姜依，
下虚上盛痰嗽喘，有合沉香贵合机。

厚朴温中汤（《内外伤辨惑论》）

厚朴温中陈草苓，干姜草蔻木香停，
煎加生姜治腹痛，虚寒胀满用皆灵。

丁香柿蒂汤（《症因脉治》）

丁香柿蒂人参姜，呃逆因寒中气戕，
素寒吴萸干姜入，气滞砂陈①木香使。

[注]①砂陈：砂仁、陈皮。

橘皮竹茹汤（《金匮要略》）

橘皮竹茹治呕呃，久病虚羸胃气逆，
麦冬半夏甘草参，茯苓姜枣枇杷叶。

天台乌药散（《圣济总录》）

天台乌药木茴香，川楝槟榔巴豆姜，
再用青皮为细末，一钱酒下痛疝尝。

橘核丸(《济生方》)

橘核丸中川楝桂，延胡枳朴藻带昆，

桃仁二木酒糊合，㿉疝痛顽盐酒吞。

理 血 之 剂

方剂名	组成及用法注意事项
失笑散	蒲黄，五灵脂。加黑醋10ml熬煮
丹参饮	丹参，檀香，砂仁。
血府逐瘀汤	桃仁，红花，川芎，当归，生地，赤芍，柴胡，枳壳，甘草，桔梗，牛膝。
补阳还五汤	赤芍，川芎，当归尾，地龙，生黄芪，桃仁，红花。黄芪从30g用起。
通窍活血汤	麝香（冲），桃仁（研），红花，大枣，老葱，川芎，黄酒，赤芍，生姜。
膈下逐瘀汤	牡丹皮，桃仁，赤芍，乌药，延胡，红花，川芎，五灵脂，甘草，枳壳，香附。
少腹逐瘀汤	茴香，延胡，没药，当归，川芎，干姜（炒），肉桂，赤芍，蒲黄，五灵脂（醋炒）。
身痛逐瘀汤	牛膝，桃仁，红花，当归，川芎，五灵脂，没药，地龙，香附，秦艽，羌活，甘草。

（续表）

方剂名	组成及用法注意事项
桃核承气汤	桃仁，甘草，芒硝（后下），大黄，桂枝。以微利为度。
调营饮	赤芍，川芎，当归，莪术，延胡，槟榔，瞿麦，大黄，丹参，桑白皮，葶苈子。
复元活血汤	柴胡，花粉，当归，炮山甲，桃仁，红花，大黄（酒浸），甘草。加酒同煎。
七厘散	血竭，红花，冰片，麝香，乳香，没药，儿茶，朱砂。研为细末，每服7厘（0.2g），用黄酒或温开水送服，外用酒调外敷患处。

失笑散（《重修政和经史证类备用本草》）
（含手拈散）

失笑灵脂共蒲黄，等分作散醋煎尝，

肝经瘀滞心腹痛，祛瘀止痛建奇功，

手拈去蒲延果没①，温散为佐效倍强。

[注]①延果没：延胡索、草果、没药。

丹参饮 (《时方歌诀》)

心胃诸痛属血瘀，丹参饮用功偏擅，
一两丹参为君药，一钱檀砂佐气行。

血府逐瘀汤 (《医林改错》)

瘀滞血府脉弦涩，化血下行始得适，
桃红四物合四逆，牛桔相辅法堪备。

补阳还五汤 (《医林改错》)

补阳还五赤芍芎，归尾通经佐地龙，
四两黄芪为主药，血中瘀滞用桃红。

通窍活血汤 (《医林改错》)

通窍全凭好麝香，桃仁大枣老葱姜，

川芎黄酒赤芍药，表里通经第一方。

膈下逐瘀汤 （《医林改错》）

膈下逐瘀牡丹桃，赤芍乌药延胡红，
川芎灵脂甘草枳，香附开郁血亦安。

少腹逐瘀汤 （《医林改错》）

少腹逐瘀用茴香，玄胡没药芎归姜，
官桂赤芍失笑增，经黯腹痛肝寒因。

身痛逐瘀汤 （《医林改错》）

身痛逐瘀膝桃红，归芎灵脂没地龙，
香附秦艽羌活甘，通络止痛力量雄。

桃核承气汤 (《伤寒论》)

(含抵当丸)

桃核承气五般施,甘草硝黄并桂枝,

热结膀胱小腹胀,如狂蓄血最相宜。

抵当大黄蛭虻桃[1],峻逐干血蜜丸和。

[注]①蛭虻桃:水蛭、虻虫、桃仁各5g。

调营饮 (《证治准绳》)

腹大坚满血络缠,调营归芍莪芎延,

槟瞿大黄丹参配,桑白葶苈启肺源。

复元活血汤 (《医学发明》)

复元活血汤柴胡,花粉当归山甲入,

桃仁红花大黄草，损伤瘀血酒煎祛。

七厘散（《同寿录》）

七厘散治跌打伤，血竭红花冰麝香，
乳没儿茶朱砂末，外敷内服功见长。

固涩之剂

方剂名	组成及用法注意事项
封髓丹	砂仁，黄柏，甘草。黄柏可用至15~20g。
金锁固精丸	芡实，莲须，龙骨，沙苑蒺藜，牡蛎，莲子。磨成粉后兑入药汁调服。
桑螵蛸散	桑螵蛸，党参，茯神，龙骨，远志，石菖蒲，当归，龟甲。兑人参汤调服。
真人养脏汤	木香，诃子，罂粟壳，当归，肉豆蔻，白术，白芍，肉桂，甘草。
桃花汤	干姜，粳米，赤石脂。

（续表）

方剂名	组成及用法注意事项
四神丸	补骨脂，吴茱萸（浸），肉豆蔻，五味子，生姜，大枣（去核）。煎煮后喝药汁吃枣肉。
九仙散	乌梅，党参，桔梗，桑白皮，浙贝母，罂粟壳，阿胶，款冬花，五味子。
当归六黄汤	黄芪，黄柏，黄芩，黄连，生地，熟地。
牡蛎散	煅牡蛎，黄芪，浮小麦，麻黄根。
固经丸	龟板，黄柏，椿根白皮，香附，炒黄芩，炒白芍。
固冲汤	黄芪，炒白术，龙骨，煅牡蛎，海螵蛸，五倍子，茜草，山茱萸，棕边炭，白芍。
完带汤	苍术，陈皮，炒白术，黑芥穗，党参，炒山药，柴胡，炒白芍，车前子（酒炒），甘草。
易黄汤	芡实，山药，车前子（酒炒），白果，黄柏（盐水炒）。

封髓丹 (《医理真传》)
(含三才封髓丹)

失精梦遗水火冲，封髓砂仁黄草充，

原方加入参地冬[1]，三才固封春常在。

[注]①参地冬：党参、熟地、天冬。

金锁固精丸 (《医方集解》)

金锁固精芡莲须，龙骨蒺藜牡蛎需，

莲粉糊丸盐酒下，甚者金樱菟味[1]需，

虚热女贞及知柏[2]，涩精秘气滑遗无。

[注]①菟味：菟丝子、五味子；②知柏：知母、黄柏。

桑螵蛸散 (《本草衍义》)

(合缩泉丸、威喜丸)

桑螵蛸散治便数，溲如米泔精关削，
参茯龙远菖当龟，宁心摄肾遗精着，
缩泉益智同乌药，山药糊丸便数需，
威喜丸内用二苓[1]，黄蜡糊丸浊精收。

[注]①二苓：茯苓、猪苓，一同煮水后去猪苓，
茯苓磨粉后糊丸。

真人养脏汤 (《太平惠民和剂局方》)

真人养脏木香诃，粟壳当归肉蔻匡，
术芍桂参甘草共，脱肛久痢服之瘥。

桃花汤（《伤寒论》）

桃花汤治便脓血，干姜粳米石脂共，
虚寒为涩少阴利，热邪滞下切难施。

四神丸（《内科摘要》）

四神故纸肉蔻雄，五味吴萸温涩肠，
大枣百枚姜八两，五更肾泻脾肾寒。

九仙散（《卫生宝鉴》）

九仙散用乌梅参，桔梗桑皮贝母掺，
粟壳阿胶冬花味，敛肺止咳气自生。

当归六黄汤（《兰室秘藏》）

当归六黄治汗多，芪柏芩连生熟地，

泻火固表复滋阴，加麻黄根功更异。

牡蛎散（《太平惠民和剂局方》）

牡蛎散内用黄芪，浮麦麻根相用宜，
卫虚自汗或盗汗，固表收敛见效奇。

固经丸（《丹溪心法》）

固经丸用龟板君，黄柏樗皮香附群，
黄芩芍药酒丸服，漏下崩中色黑殷。

固冲汤（《医学衷中参西录》）

固冲汤中芪术龙，牡蛎海蛸五倍同，
茜草山萸棕炭芍，益气摄血治崩漏。

完带汤（《傅青主女科》）

完带苍陈白荆参，山柴白芍车前甘，

带下清稀体虚胖，健脾导湿需细斟。

易黄汤（《傅青主女科》）

易黄芡药车白黄，带下黄稠湿热由，

瘀滞暗痛鱼芷[1]入，正虚白椿续菟[2]求。

[注]①鱼芷：鱼古（即海螵蛸）、白芷；②白椿续菟：白术、椿根白皮、续断、菟丝子。

安 神 之 剂

方剂名	组成及用法注意事项
朱砂安神丸	朱砂，生地黄，甘草，当归，黄连。

（续表）

方剂名	组成及用法注意事项
生铁落饮	生铁落，天冬，麦冬，茯神，朱砂，丹参，胆南星，橘红，远志，石菖蒲，连翘，浙贝母，钩藤，玄参。
黄连阿胶汤	黄连，阿胶（烊），黄芩，白芍，鸡子黄两个。烊化阿胶后蛋黄冲入药搅匀。
珍珠母丸	珍珠母，当归，熟地，党参，水牛角，沉香，龙齿，茯神，柏子仁，酸枣仁。
酸枣仁汤	酸枣仁（捣碎），川芎，甘草，知母，茯苓。
甘麦大枣汤	甘草，浮小麦，大枣。
天王补心丹	柏子仁，天冬，麦冬，当归身，生地，党参，玄参，丹参，桔梗，茯苓，远志，朱砂，酸枣仁，五味子。重用生地，忌鱼腥、大蒜、烧酒。

朱砂安神丸（《内外伤辨惑论》）

东垣朱砂安神丸，地草归连药五般，
怔忡不寐心烦乱，养阴清热可复康。

生铁落饮 （《医学心悟》）

程氏传来铁落饮，痰火扰心癫狂发，
二冬二茯朱丹星，橘远蒲翘贝钩参。

黄连阿胶汤（《伤寒论》）（含交泰丸）

黄连阿胶汤芩芍，鸡子黄须冲入药，
不寐心烦属少阴，阳邪内陷阴邪灼。
交泰丸治心火亢，连桂①六一水火济。

[注]①连桂：黄连、肉桂，比例为6：1。

珍珠母丸 （《普济本事方》）

珍珠母丸归地参，犀香龙苓柏子仁，
更合枣仁定惊悸，阴血得养可宁神。

酸枣仁汤（《金匮要略》）

枣仁二升先煮熟，一钱甘芎二知茯，
劳倦虚烦不得眠，宜用此方日三服。

甘麦大枣汤（《金匮要略》）

金匮甘麦大枣汤，妇人脏躁喜悲伤，
精神恍惚常欲哭，养心安神效力彰。

天王补心丹（《校注妇人良方》）

天王补心柏子仁，二冬归地与三参，
桔苓远志朱砂蜜，枣味酸收血自生。

开 窍 之 剂

方剂名	组成及用法注意事项
安宫牛黄丸	黄芩，黄连，栀子，郁金，朱砂，雄黄，水牛角，珍珠，冰片，麝香。金箔为衣，先以凉开水兑开，脉虚者用人参汤下，脉实者用银花薄荷汤下或大黄粉冲水，1~3服/天。
紫雪丹	水牛角，羚羊角，朱砂，芒硝，硝石，寒水石，滑石，磁石，石膏，丁香，沉香，木香，麝香，升麻，玄参，甘草。
至宝丹	朱砂，琥珀，麝香，安息香，雄黄，玳瑁，水牛角，牛黄，金箔，银箔，龙脑。人参汤调服。
苏合香丸	苏合香，麝香，安息香，木香，丁香，熏陆香，荜拨，白檀香，水牛角，冰片，白术，沉香，香附，诃黎勒（煨），朱砂。予温酒化服。
玉枢丹	麝香，朱砂，雄黄，五倍子，千金子霜，大戟，山慈菇。

安宫牛黄丸 (《温病条辨》)

安宫牛黄开窍方，芩连栀郁朱雄黄，
犀角珍珠冰麝箔，热闭心包功效良。

紫雪丹 (《外台秘要》)

紫雪犀羚朱朴硝，硝石寒水滑磁膏，
丁沉木麝升玄草，热陷痉厥服之消。

至宝丹 (《太平惠民和剂局方》)

至宝朱珀麝息香，雄玳犀角与牛黄，
金银两箔兼龙脑，开窍清热解毒凉。

苏合香丸 (《太平惠民和剂局方》)

苏合香丸麝息香，木丁熏陆荜檀香，

犀冰白术沉香附，衣用朱砂中恶尝。

玉枢丹（《百一选方》）

玉枢丹有麝朱雄，五倍千金并入中，
大戟慈菇共为末，暑疫霍乱烂喉痧。

潜降之剂

方剂名	组成及用法注意事项
羚角钩藤汤	羚羊角（锉丝），钩藤，桑叶，白菊花，茯神，鲜生地，川贝，甘草，竹茹，白芍。
镇肝息风汤	龙骨，牡蛎，玄参，怀牛膝，龟板，白芍，甘草，生麦芽，川楝子，茵陈，代赭石（先煎），天冬。
天麻钩藤饮	天麻，钩藤，茯神，夜交藤，桑寄生，杜仲，川牛膝，栀子，黄芩，石决明（先煎），益母草。

（续表）

方剂名	组成及用法注意事项
阿胶鸡子黄汤	阿胶（烊），鸡子黄（先煎代水），生地，白芍，钩藤，生牡蛎（先煎），炙甘草，石决明（先煎），茯神，络石藤。
复脉汤	阿胶，麻仁，麦冬，白芍，生地，炙甘草，生牡蛎（先煎），鳖甲（先煎），龟板（先煎）。

羚角钩藤汤（《通俗伤寒论》）

俞氏羚角钩藤汤，桑菊茯神鲜地黄，
贝草竹茹同芍药，肝风内动急煎尝，
小儿热厥急转筋，天麻全蝎始为详。

镇肝息风汤（《医学衷中参西录》）

镇肝汤主息肝风，龙牡玄牛龟板从，
芍草麦芽川楝子，茵陈赭石与天冬。

天麻钩藤饮

(《中医内科杂病证治新义》)

天麻钩藤饮茯神，夜交桑寄杜仲牛，

栀芩石决益母草，火盛风生痛眩频。

阿胶鸡子黄汤 (《通俗伤寒论》)

阿胶鸡子黄汤好，地芍钩藤牡炙草，

决明茯神络石藤，烊胶纳黄合阴阳，

或合童便平逆气，阴虚动风此方保。

复脉汤 (《温病条辨》)

复脉汤由加减成，胶麻麦芍地甘营，

特增牡蛎兼龟板，三甲镇心法可凭。

治风之剂

方剂名	组成及用法注意事项
小续命汤	肉桂，附子，川芎，麻黄，党参，白芍，杏仁，防风，黄芩，防己，甘草，生姜。
大秦艽汤	秦艽，羌活，独活，防风，川芎，白芷，细辛，黄芩，生地，熟地，石膏（先煎），当归，白芍，茯苓，甘草，白术。
小活络丹	川乌（先煎），草乌（先煎），地龙，天南星，乳香，没药。用荆芥茶或冷酒送服。
牵正散	白附子，白僵蚕，全蝎。共研为细末，用热酒调服。
玉真散	天南星，天麻，白附子，羌活，防风，白芷。借酒热服并外敷患处。
清震汤	升麻，苍术，荷叶。
上中下通用痛风方	黄柏，苍术，天南星，川芎，白芷，羌活，桂枝，防己，桃仁，红花，炒神曲，龙胆草，威灵仙。
独活寄生汤	独活，桑寄生，秦艽，防风，细辛，川芎，当归，生地，白芍，肉桂，茯苓，杜仲，牛膝，益母草，党参，甘草。勿冷服。
消风散	羌活，防风，荆芥，川芎，厚朴，党参，茯苓，陈皮，甘草，僵蚕，蝉蜕，藿香。忌辛辣、鱼腥、厚味、浓茶。

小续命汤（《备急千金要方》）

小续命汤桂附芎，麻黄参芍杏防风，
黄芩防己兼甘草，六经风中此方通。

大秦艽汤（《素问病机气宜保命集》）

大秦艽汤羌独防，芎芷辛芩二地黄，
石膏归芍苓甘术，风邪散见可通尝。

小活络丹（《太平惠民和剂局方》）

小活络丹用二乌，地龙南星兼乳没，
荆芥调茶或酒服，风痰痹滞肢得活。

牵正散（《杨氏家藏方》）

牵正散治口眼斜，白附僵蚕全蝎加，

混合研细酒调服，风中络脉效力佳。

玉真散（《外科正宗》）

玉真散治破伤风，牙关紧闭体张弓，
星麻白附羌防芷，外敷内服一方通。

清震汤（《素问病机气宜保命集》）

清震汤治雷头风，升麻苍术两般充，
荷叶一枚升胃气，邪从上散不传中。

上中下通用痛风方（《金匮钩玄》）

足趾肿痛湿热证，二妙南星芷芎羌，
桂防桃红神龙灵，上下痛风用皆应。

独活寄生汤 (《备急千金要方》)

独活寄生艽防辛，芎归地芍桂苓均，
杜仲牛膝益参草，冷风顽痹屈能伸，
若去寄生加芪续[1]，汤名三痹古方珍。

[注][1]芪续：黄芪、续断。

消风散 (《外科正宗》)

消风散内羌防荆，芎朴参苓陈草并，
僵蚕蝉蜕藿香充，为末茶调或酒行，
头痛目昏项背急，顽麻隐疹服之清，
有加苦牛膏通[1]者，湿郁化热需细研。

[注][1]苦牛膏通：苦参、牛蒡子、石膏、木通。

治 湿 之 剂

方剂名	组成及用法注意事项
平胃散	苍术（米泔水浸），厚朴，陈皮，甘草。
实脾散	茯苓，白术，木瓜，炙甘草，木香，大腹子，草果仁，熟附子，炮姜，姜厚朴。
中满分消汤	当归，吴茱萸，麻黄，半夏，荜澄茄，升麻，柴胡，木香，生姜，干姜，草果，厚朴，川乌，泽泻，人参，黄芪，茯苓，青皮，黄连，黄柏，益智仁。
茵陈蒿汤	茵陈（先煎），大黄，栀子。重用茵陈至30g。
连朴饮	黄连（姜汁炒），厚朴，香豉，石菖蒲，制半夏，芦根，焦栀子。重用芦根。
蚕矢汤	晚蚕沙，薏苡仁，木瓜，黄芩，姜黄连，栀子，通草，半夏，吴茱萸，大豆卷。
苓桂术甘汤	茯苓，桂枝，白术，炙甘草。
五苓散	白术，泽泻，猪苓，茯苓，桂枝。

（续表）

方剂名	组成及用法注意事项
防己黄芪汤	防己，黄芪，白术，炒甘草。加生姜、大枣同煎，服后腰以下绕被温令微汗。
五皮饮	陈皮，茯苓皮，生姜皮，桑白皮，大腹皮。
八正散	木通，车前子，萹蓄，大黄，滑石，炙甘草，瞿麦，栀子。
萆薢分清饮	石菖蒲，甘草，益智仁，草薢，乌药。加少许食盐同煎。
当归拈痛汤	当归身，羌活，防风，升麻，猪苓，泽泻，绵茵陈（酒炒），黄芩，葛根，苍术，白术，知母，苦参，党参，炙甘草。
鸡鸣散	紫苏叶，吴茱萸，桔梗，生姜，木瓜，橘皮，槟榔。
二妙丸	苍术（米泔水浸），黄柏（炒）。等分，姜汁调服。
羌活胜湿汤	羌活，独活，川芎，炙甘草，蔓荆子，藁本，防风。

平胃散（《太平惠民和剂局方》）

（含柴平汤、不换金正气散）

平胃散是苍术朴，陈皮甘草四般药，

除湿散满驱瘴岚，调胃诸方从此扩。

或合二陈①化痰湿，硝黄麦曲②均堪着，

若合小柴③名柴平，煎加姜枣能除疟，

有加夏藿④止吐泻，岚瘴食积并除却。

[注]①二陈：二陈汤；②硝黄麦曲：芒硝、大
黄、麦芽、神曲；③小柴：小柴胡汤；④夏藿：
半夏、藿香，名不换金正气散。

实脾散（《重订严氏济生方》）

实脾苓术与木瓜，甘草木香大腹加，

草果附姜兼厚朴，虚寒阴水效堪夸。

中满分消汤（《兰室秘藏》）

中满分消化湿积，归芪麻夏荜升胡，
香姜草果朴乌泽，参芪苓青连柏益，
丸用芩连砂朴实①，夏陈知泽②草姜③俱，
二苓④参术姜黄合，丸热汤寒治各殊。

[注]①朴实：厚朴、枳实；②知泽：知母、泽泻；
③草姜：甘草、干生姜；④二苓：茯苓、猪苓。

茵陈蒿汤（《伤寒论》）

茵陈蒿汤治疸黄，阴阳寒热细推详，
阳黄大黄栀子入，阴黄附子与干姜，
亦有不用茵陈者，仲景栀子柏皮汤。

连朴饮（《霍乱论》）

连朴饮内用栀豉，再加蒲芦半夏是，
湿热脘痞吐泻并，宣郁化湿始得宁。

蚕矢汤（《霍乱论》）

蚕矢汤用苡木瓜，芩连栀通夏萸加，
合和豆卷清湿热，霍乱转筋甚相恰。

苓桂术甘汤（《金匮要略》）
（含茯苓甘草汤、肾着汤）

苓桂术甘水饮剂，温药崇土化腑气，
心悸目眩水气然，药用四味有擅长。
去术重茯①治悸厥，心下水气可散扬，
去术重桂②平冲逆，大枣同煎奔豚尝，

去术加姜③名肾着，伤湿身痛腰冷宜。

[注]①重茯：茯苓用至30g；②重桂：桂枝用至
120g；③姜：干姜。

五苓散（《金匮要略》）
（合猪苓汤、胃苓汤）

五苓散治太阳腑，白术泽泻猪茯苓，
膀胱化气添桂枝，利便消暑烦渴清。
或合茵陈利湿黄①，六一栀芩②可参详，
有合平胃③和胃痞，官桂温下水更流，
除桂名为四苓散，无寒但渴服之灵。
猪苓汤内除桂术，加入阿胶滑石联，
此治水热互结殃，疸黄渴呕用皆宁。

[注]①湿黄：湿热黄疸；②六一栀芩：六一散、

栀子、黄芩；③平胃：平胃散，五苓散合平胃散
名胃苓汤。

防己黄芪汤（《金匮要略》）
（含防己茯苓汤）

黄芪防己金匮方，术甘姜枣共煎尝，
此治风水与诸湿，身重汗出服之良，
防己茯苓桂[1]易术，胕肿身冷皮水伏。

[注]①桂：桂枝。

五皮饮（《华氏中藏经》）

五皮饮用五般皮，陈茯姜桑大腹奇，
或用五加易桑白，脾虚肤胀此方司。

八正散（《太平惠民和剂局方》）

八正木通与车前，萹蓄大黄滑石研，
草梢瞿麦兼栀子，煎加灯草痛淋蠲。

草薢分清饮（《丹溪心法》）

草薢分清石菖蒲，乌药食盐益智俱，
或益茯苓龙眼肉，通心固肾浊精驱。

当归拈痛汤（《兰室秘藏》）

当归拈痛羌防升，猪泽茵陈芩葛朋，
二术知苦人参草，疮疡湿热服皆应。

鸡鸣散（《类编朱氏集验医方》）

鸡鸣散是绝奇方，苏叶茱萸桔梗姜，

瓜橘槟榔煎冷服，肿浮脚气效彰彰。

二妙丸（《丹溪心法》）

（含三妙散、四妙散）

二妙丸中苍柏煎，若云三妙膝①须添，

更加薏米名四妙，湿热下注痿痹痊。

[注]①膝：牛膝。

羌活胜湿汤（《内外伤辨惑论》）

羌活胜湿羌独芎，甘蔓藁术与防风，

湿气在表头腰重，发汗升阳有异功，

风能胜湿升能降，不与行水渗湿同。

疮 疡 之 剂

方剂名	组成及用法注意事项
仙方活命饮	金银花，防风，白芷，当归尾，陈皮，甘草，赤芍，浙贝，天花粉，乳香，没药，炮山甲，皂角（炒）。加酒100ml同煎。
五味消毒饮	金银花，野菊花，蒲公英，紫花地丁，紫背天葵。后下10ml白酒煎服。
散肿溃坚汤	天花粉，知母，黄芩，黄连，龙胆草，黄柏，升麻，柴胡，连翘，葛根，炙甘草，桔梗，当归尾，白芍，三棱，莪术，昆布。
四妙勇安汤	金银花，玄参，当归，甘草。金银花可重用至30g以上，连用10剂。
六神丸	珍珠粉，雄黄，冰片，麝香，牛黄，蟾酥。每用10丸，外用加米醋敷疮痈、疖腮处。
大黄牡丹汤	大黄，牡丹皮，桃仁，冬瓜仁，芒硝（溶）。
薏苡附子败酱散	薏苡仁，熟附子，败酱草。

（续表）

方剂名	组成及用法注意事项
阳和汤	熟地，鹿角胶，姜炭，肉桂，麻黄，白芥子，甘草。
小金丹	木鳖，麝香，制草乌，地龙，五灵脂，乳香，墨炭，白交香，当归身，没药。若为成药用酒送服。
托里定痛汤	川芎，当归，熟地，白芍，乳香，没药，肉桂，罂粟壳。
托里透脓汤	党参，炒白术，炮山甲，白芷，升麻，甘草，当归，黄芪，皂角刺，炒青皮。病在上部饮酒20ml后服药，病在下部服药后饮酒20ml，病在中部白酒20ml同煎。

仙方活命饮（《校注妇人良方》）

仙方活命金银花，防芷归陈草节加，

贝母天花兼乳没，山甲皂角酒引佳，

一切痈疽能溃散，溃后忌服用毋差。

五味消毒饮（《医宗金鉴》）

（含五神汤）

五味消毒疗诸疔，银花野菊蒲公英，
紫花地丁天葵子，煎加酒服效非轻。
又有五神疗丹毒，苓车膝①易紫菊英。

[注]①苓车膝：茯苓、车前子、牛膝。

散肿溃坚汤（《兰室秘藏》）

散肿溃坚颈疬方，花知芩连龙胆宣，
升柴翘葛甘桔添，归芍棱莪昆布全。

四妙勇安汤（《验方新编》）

妙方四妙勇安汤，银玄归草合成方，

清热解毒兼活血，脉管炎证此方魁。

六神丸（《雷允上诵芬堂方》）

六神丸治烂喉痧，外敷疮疖效可夸，
珍珠雄黄冰片麝，牛黄还与蟾酥加。

大黄牡丹汤（《金匮要略》）

金匮大黄牡丹汤，桃仁瓜子芒硝襄，
肠痈初起腹按痛，不按自痛入金蒲①，
更得木香川楝佐，泻热逐瘀效彰彰。

[注]①金蒲：金银花、蒲公英，各30克。

薏苡附子败酱散（《金匮要略》）

肌肤甲错腹皮急，湿热肠痈正已伤，

薏苡附子败酱散，脓泻肿消腹自软。

阳和汤 (《外科证治全生集》)

阳和汤法解寒凝，外症虚寒色属阴，
熟地鹿胶姜炭桂，麻黄白芥草相承。

小金丹 (《外科证治全生集》)

小金专主治阴疽，鳖麝乌龙灵乳需，
黑炭胶香归没药，阴疮流注乳癌除。

托里定痛汤 (《疡医大全》)

托里定痛四物先，乳香没药桂心添，
再加蜜炒罂粟壳，溃疡虚痛去如拈。

托里透脓汤（《医宗金鉴》）

托里透脓法东垣，补中益气去柴陈，
穿山青皂酒芷加，痈成未溃效堪夸，
有加银花牛蒡者，痈脓红肿里热盛。

孕产常用方

方剂名	组成及用法注意事项
妊娠六合汤	川芎，当归，熟地，白芍。以此为基方每添加两药治疗妊娠外感诸症。
泰山磐石饮	党参，白术，炙甘草，川芎，当归，熟地，白芍，黄芪，黄芩，续断，砂仁，糯米。
寿胎丸	菟丝子，阿胶（烊），续断，桑寄生。
保产无忧方	川芎，白芍，当归（酒洗），荆芥穗，羌活，黄芪，厚朴，菟丝子，枳壳，甘草，浙贝母，艾叶。
生化汤	干姜，当归，甘草，川芎，桃仁。配伍黄酒、童便100ml，饮用时趁热冲下同服。
当归生姜羊肉汤	当归，生姜，羊肉。寒多生姜可用至250g。

妊娠六合汤 (《医垒元戎》)

海藏妊娠六合汤，四物为君妙义长，
伤寒表虚地骨桂①，表实细辛与麻黄，
少阳柴胡黄芩入，阳明石膏知母藏，
小便不利加苓泻②，不眠黄芩栀子良，
风湿防风与苍术，温毒发斑升翘长，
脉沉寒厥亦桂附③，便秘蓄血桃仁黄④，
安胎养血先为主，余因各症细参详。

[注]①桂：桂枝；②苓泻：茯苓、泽泻；③桂附：
肉桂、附子；④黄：大黄。

泰山磐石饮 (《景岳全书》)

泰山磐石八珍存，去茯加芪芩续联，
更益砂仁和糯米，妇人胎动可安痊。

寿胎丸（《医学衷中参西录》）

寿胎丸内用菟丝，阿胶续断桑寄施，
胞冲虚损胎滑漏，固肾安胎所当先。

保产无忧方（《增补内经拾遗方论》）

保产无忧芎芍归，荆羌芪朴菟丝依，
枳甘贝母姜艾叶，胎动横生各相随。

生化汤（《傅青主女科》）

产后偏宜生化汤，腹流恶露痛难当，
炮姜归草芎桃等，热服加酒童便和。
倘因乳少猪蹄用，通草同煎亦妙方。

当归生姜羊肉汤（《金匮要略》）

当归生姜羊肉汤，产后腹痛蓐劳匡，
亦有加入参芪者，千金四物甘桂①镶。

[注]①甘桂：甘草、肉桂。

儿科常用方剂

方剂名	组成及用法注意事项
启脾散	党参，炒白术，陈皮，砂仁，五谷虫，山楂炭，莲子。
八珍糕	白术，莲子，茯苓，粳米，山药，芡实，甘草，陈皮，麦芽糖。炼制为糕。
抱龙丸	胆南星，麝香，朱砂，天竺黄，雄黄。
逐寒荡惊汤	胡椒，炮姜，肉桂，丁香，灶心黄土。

启脾散（《成方便读》）

小儿疳积黄瘦容，启脾散法妙无穷，
参术陈砂五谷虫，查炭建莲共作粉，
或佐曲君连荟金[1]，健脾化积病消融。

[注]①曲君连荟金：神曲、使君子、黄连、芦
荟、鸡内金。

八珍糕（《成方便读》）

健脾扶正八珍糕，白术莲苓腊米焦，
山药芡甘陈炒香，饴糖送服虚溏消。

抱龙丸（《卫生宝鉴》）
（含牛黄抱龙丸、琥珀抱龙丸）

抱龙丸治急惊风，痰火内郁目上窜，

豁痰开窍所当先，南星麝砂竺腰黄，
甚者牛黄抱龙寻，蝎蚕苓琥^①相继入。
琥珀抱龙食积风，星砂枳竺箔朱香^②，
参苓甘草山药匡，临证选药需细辨。

[注]①蝎蚕苓琥：全蝎、僵蚕、茯苓、琥珀；②星
砂枳竺箔朱香：胆南星、砂仁、枳壳、天竺黄、金
箔、朱砂、檀香。

逐寒荡惊汤 (《福幼编》)

逐寒荡惊用丁香，灶心黄土椒桂姜，
下利肢厥慢惊伤，破阴回阳病始瘥。

其他杂剂

方剂名	组成及用法注意事项
骨灰固齿散	猪骨或羊骨。腊月腌晒2月后碾磨成粉，用以刷牙。
软脚散	川芎，白芷，防风，细辛。磨成粉，撒入鞋中。

骨灰固齿散（《汤头歌诀》）

骨灰固齿猪羊骨，腊月腌成煅碾之，
骨能补骨咸补肾，坚牙健啖老尤奇。

软脚散（《集验良方拔萃》）

软脚散中芎芷防，细辛四味碾如霜，
轻撒鞋中行远道，足无箴疱汗皆香。

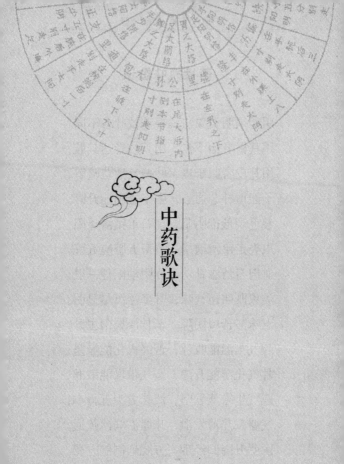

中药歌诀

药性气味歌诀

用药须明类象法，根茎枝叶各不同，
用其根者治下焦，用其枝者达其肢，
用其皮者归于皮，叶擅发散花疏解，
子能填补芯通心，中空透利能升降。
参色观形推阴阳，金石重镇潜浮阳，
虫类走窜擅通络，禽畜五脏应五脏，
血肉有情滋补功，静阴动阳理一般。
类象既明还气味，升降浮沉尽显明。
五味酸苦咸阴降，辛甘淡属阳主升，
酸气本温能收涩，苦终火化能燥坚，
甘气化湿能开渗，辛气带燥能散润，
咸气生寒能软坚，淡味方为五行本，
气厚发热薄发泄，味厚滋润薄疏通。
医明升降归经理，方晓炮制制方秘。

解 表 药

外感表证，解表为先，

用辛温以发散风寒，辛凉以疏解风热。

麻黄散风寒而平喘利水，

桂枝解肌表而温经通阳。

羌活升清散湿，太阳经痛能除，

防风祛风泻肺，诸风肢痛能疗，

荆芥发表止衄并消疮，

苏叶利气和中而宣痰，

淡豉有解郁发表之用，

葱白为通中发汗之需，

白芷升阳燥湿，止痒治疮痈，

细辛散风通窍，住嗽疗齿痛，

藁本治巅顶风痛，生姜主呕逆寒咳，

辛夷花散寒宣鼻，苍耳子透脑止涕。

是以蝉蜕息风透疹，薄荷清咽解秽，

蔓荆子升清疏风，牛蒡子利肺通肠，

宣肺清络以桑叶，清肝明目用菊花，

消风止痒宜浮萍，去翳治崩选木贼，

柴胡和解少阳之枢，疏肝解郁，

葛根透解阳明之表，散火升津，

香薷发汗，非寒郁之暑热勿用，

升麻透疹，是阳明之毒陷可医。

表解里和，治当慎始。

清　热　药

里热之证，用药清，

苦寒、甘寒、咸寒，药性有别，

泻火、凉血、解毒，治证不同。

用水牛角解乎心热，以羚羊角清乎肺肝，

石膏清胃经高热烦渴，

知母泻肺经燥火烦蒸，

治肺热之喘嗽，金荞麦之力胜，

排肺痈与湿浊，鱼腥草之功擅，

黄芩清三焦湿热，止血安胎，

黄连治胃肠热痞，清心安神，

龙胆草泻肝，并治带下阴肿，

夏枯草平肝，并驱瘰疬瘿结，

栀子泻三焦湿热之蕴结，

黄柏泻肝肾壮火之有余。

又桑白皮、葶苈子泻肺喘而通水气，

淡竹叶、莲子心清心火而解烦渴，

岗梅根、肿节风祛风热兼疗折伤，

密蒙花、决明子和肝气以除目翳，

白头翁、秦白皮治热痢且明目，

木蝴蝶、胖大海利咽喉以开音。

治肺肠热配穿心莲，疗肺肠痈必败酱草，

茅根止血利小便，苦参燥湿住阴痒，

玄参泻火软坚，射干利咽祛痰，

山豆根解热毒，能止咽喉之痛，

黄药子散瘿瘤，又除血热之郁。

尝闻蛇舌草、半枝莲通淋涩并消肿毒，

鲜荷叶、西瓜皮消暑热以解烦渴，

鲜芦根解烦渴兼平呕逆，

生藕节消瘀血而止吐衄，

一枝黄花凉解能透肺热，

十大功劳清补以治劳嗽，

鸦胆截疟痢，鸡眼能疗，

马勃解咽闭，疮痍可消。

清热解毒银花为先，透热散结连翘为良，

凉肝血消肿于重楼，除毒热杀虫于贯众，

人中黄清瘟除心热，人中白凉血止吐衄，

治时疫痄腮须板蓝根，

清胃痛消痈用蒲公英。

鬼羽箭去恶疰腹痛，凤尾草主湿热泄泻，

椿根白皮主泻血，紫花地丁疗疮肿，

马鞭草利血热而消臌胀，
崩大碗清肠湿以荡浊毒，
车前草清湿浊以治血尿，
青天葵治热咳并化积滞。
化斑解毒紫草缓而青黛速也，
增液救津生地先而花粉次之，
赤芍药、牡丹皮凉血热以祛瘀，
银柴胡、地骨皮退虚热而除蒸，
青蒿透暑截疟，白薇凉血解肌。
察热邪之所在，审津气之盛衰，
方能药到病除。

泻 下 药

痰热瘀湿，积聚为病，
引而竭之，邪去正安。
以苦寒泻下，咸寒软坚，

甘苦润下，苦辛温下。

大黄苦寒泻热，泄气血而推陈致新，

芒硝咸寒软坚，攻燥实而逐积清肠，

郁李仁宣肠利水，火麻仁润肠通便。

芦荟平肝火并除疳热，

巴豆利痰水能破寒积，

以大戟甘遂逐悬饮停聚，

用商陆泽漆去大腹水气，

芫花泻肺平喘，牵牛攻积杀虫。

用毒药以攻邪，药量必须谨慎。

治 风 药

风分内外，药治不同。

以辛香带甘散风湿，用苦辛带咸息内风。

汉防己利关节，治热痹水肿，

草川乌破痰积，除风寒痹痛，

独活除少阴伏风，并治腰膝痹痛，

秦艽解肢节湿痹，兼去劳热骨蒸，

威灵仙通络消痰又除鲠，

海风藤活血通经以去痹，

白蒺藜平肝风之目翳，

白附子去面风之游走。

马钱子豁痰消肿，雷公藤攻风蠲痹，

豨莶草除风热之痿痹，

徐长卿解风湿之腹痛。

丝瓜络化痰，解胸胁之滞涩，

伸筋草利尿，去肢节之肿痹，

宣木瓜舒筋，疗脚气并水肿，

络石藤凉血，缓热痹之拘挛，

白鲜皮袪治筋弱，路路通消肿通乳闭。

是故通痹止痒于海桐皮，

疗伤治痿配千年健，

治风痹化湿浊以晚蚕沙，

疗热痹利关节用老桑枝，

两面针去胀疗齿痛，鹿衔草强筋止崩漏，

五加皮祛风湿又坚筋骨，

桑寄生安胎动且止腰痛，

宽筋藤、半枫荷舒筋活血，专主背痛，

牛大力、千斤拔平补肺肾，善疗虚痹。

治抽掣痉挛以全蝎，

疗脐风口噤用蜈蚣，

壁虎宁心定痫，外收肛瘘，

蕲蛇截风除痹，外涂麻风，

白花蛇治瘫痪，疗风痒之癣疹，

乌梢蛇疗不仁，去疮癣之风热，

僵蚕治诸风之喉闭，地龙平肺热之喘嗽，

代赭石乃镇肝降逆之剂，

石决明有平肝明目之用，

钩藤清肝定惊而缓挛急，

天麻柔润息风而止眩晕。

察风病证候之因，明风药性能之异。

治　湿　药

水湿停聚，见证多端，
淡渗、泻逐，轻重有别；
温化、苦燥，寒热迥异；
辛散、芳化，治位不同。
佩兰消暑，化脾湿而辟浊，
藿香解表，止吐泻而开胃，
茅苍术燥湿运脾兼发汗，
白豆蔻破滞宽胸而止呕，
草豆蔻温中除湿阻，草果仁辟痰荡瘴疟。
猪苓通水道以治淋浊，
茯苓导水气而益心脾，
赤小豆解热毒以去疮肿，
薏苡仁理脚气而排痈脓。

土茯苓祛头风，并治湿毒之流注，

小通草通乳闭，去肺胃之湿郁，

萆薢分清别浊，祛风湿以缓痹痛，

萹蓄利湿通淋，杀三虫又止阴痒，

泽泻降肾火，利水道以安五脏，

滑石利六窍，通三焦而解暑热。

关木通、灯芯草导热下行以去心火，

玉米须、冬瓜皮平肝利水而解烦渴，

车前子止泻，溺涩目赤之并驱，

冬葵子利肠，便燥淋涩之并治，

地肤子利膀胱，可洗皮肤之风，

救必应利咽喉，并缓胃肠痉痛。

瞿麦治热淋之有血，石韦通淋涩于小肠。

茵陈芳化湿浊以退黄，

虎杖苦燥瘀湿并治咳，

垂盆草、溪黄草咸有利胆解毒之用，

海金沙、金钱草常为化石通淋之需。

如果脾肾既弱，渗利应当慎施。

温 里 药

辛温气厚，用治里寒。

辨上中下三焦之寒，别肺脾肾三经之治。

附子回阳救逆以强心，

肉桂引火归元而通脉，

以干姜治脾寒腹疼，用吴萸疗肝寒痛眩，

山柰根能宽中消食，荜澄茄治阴疝白浊，

小茴香主寒疝痛经，高良姜止胃寒呕胀。

花椒暖胃杀虫，止瘙痒，

丁香温中降逆，助肾阳，

尝闻治肾寒白浊用韭菜子，

疗宫冷不孕需蛇床子，

荜拨温中散寒，降胃止呕逆，

胡椒温中止痛，消痰治癫痫。

辛温祛寒皆耗液，阴虚阳亢总非宜。

理 气 药

气贵周流，逆滞则病，
以苦温降逆，用辛温行滞。
佛手理气以消滞胀，香橼下气以治痰嗽，
甘松理风气胃疾常用，
香附理血气妇人之用，
乌药顺气调中可理疝，
木香调气行滞善治痢，
檀香利膈宽胸以醒脾，
薤白通阳散结而除痹。
沉香降逆气，平喘而疗心痛，
橘皮化湿痰，行气以消滞积，
厚朴温胃而除胀，消痰亦验，
青皮破气而疏肝，乳癖能去。

玫瑰和肝胃而去胁胀，

月季化瘀血而通经滞，

宽中下气，枳壳缓而枳实速也，

降气止呃，柿蒂先而旋覆次之。

延胡索理气血痛凝，调经有助，

春砂仁治湿阻吐泻，安胎亦效，

川楝子泄肝气以止痛，

大腹皮散水气而宽中。

行气降气也伤元，调气使平勿太过。

消食驱虫药

食滞虫积，纳呆日瘦，

以甘平消滞，味苦辛杀虫。

山楂能消肉食之积，活血以化瘀滞，

神曲能消痰湿之滞，疏食又解时邪，

莱菔子去米面之积，化气以定喘，

布渣叶消湿热积滞，解表又退黄，

谷芽消谷和胃功力缓，

麦芽消麦宽中回乳汁，

消食散瘀于米醋，破气除重用槟榔。

曾闻独脚金清肝解疳热，

鸡内金化石止遗溺，

鸡矢藤消食缓疼痛，苦楝皮杀虫洗肤痒，

使君子、芜荑健脾去疳，蛔蛲并驱，

鹤草芽、雷丸逐风除热，专主绦虫。

消食化积亦伤气，对症选药细斟酌。

止 血 药

血溢脉外，随处妄行，

以焦黑温摄，苦涩收敛。

侧柏叶泻肺热以治吐衄，

苎麻根凉血热以止胎漏，

五灵脂降浊行营滞，仙鹤草疗损祛瘀毒，

槐花清肠热、内治脏毒；

地榆疗血痢、外敷烫伤，

大小蓟除诸血之鲜，血余炭敛久衄之候，

三七祛瘀止血尤善止痛，

白及收敛止血又疗损伤。

茜根通血滞经闭又利水，

蒲黄除心腹血滞兼通淋，

花蕊石治金创，童便送服，

棕榈皮止吐衄，烧炭效良。

艾叶治崩漏，安胎而医痢红，

檵木止吐血，止泻而疗烫伤，

伏龙肝温经摄血，百草霜清涩止血。

须辨出血证之寒热虚实，

再施止血药以温清补通。

活血祛瘀药

瘀滞脉络，痛痹日久，

苦辛并行，色赤入血。

桃仁下血以泄热，苏木散风去死血，

阿魏除邪气而破积，血竭解心腹之卒痛，

化厥阴瘀痛用五灵脂，

治乳痈热淋用王不留。

姜黄能下气，去肢络痹痛，

郁金尤通窍，除瘀湿之闭，

乳香、没药疗外科金创肿痛，

三棱、莪术除心腹恶血之苦，

穿山甲排脓下乳，鸡血藤养血舒筋。

是以茺蔚子养血通经闭，

益母草活血去浮肿，

泽兰叶散瘀利水道，毛冬青凉血解瘀毒，

丹参清心除瘀痛，川芎养血祛头风，

红蓝花去产后恶血之积,

骨碎补疗跌打折伤之症,

刘寄奴温经散血又消食,

川牛膝引血下行并通淋,

卷柏、水蛭治血瘀之不孕,

土鳖、虻虫消癥瘕之膨胀。

祛瘀之品,性究攻伐,

孕妇经多,不宜施用。

化痰止咳平喘药

痰之为患,随证求因。

辨寒热湿燥风之痰,别温清燥润散之治。

半夏和胃而治湿痰,苏子通肠以降肺气,

白前消痰壅之咳嗽,前胡清痰热以肃肺,

白芥子逐痰饮之留滞,

白附子去面风之游走,

猫爪草去颈上瘰疬，山慈菇消痰毒壅结，

治瘿瘤破疝结，海藻、昆布之力胜，

化稠痰治胃痛，蛤壳、瓦楞之功擅。

岂不以天南星豁痰，去惊风尪痹之忧，

天竺黄定惊，除热盛神昏之证，

旋覆花明目治头风而消痰嗽壅，

矮地茶活血利湿浊以止咳喘满，

竹茹清化热痰而止呕，

桔梗开提肺气以排脓，

瓜蒌子润肺擅宽胸，罗汉果治燥能利咽，

马兜铃清肺下痰涎兮，尤能消痔，

东风橘理气化痰结兮，兼疗折伤，

百部疗内伤肺虚之咳，

竹沥治中风声音之失，

礞石除老痰胶结之怪证，

皂荚主痰气闭结之厥证。

久咳阴虚，宜川贝母之清润，

痰火痈肿，宜浙贝母之苦寒，

杏仁泄肺气以平喘，杷叶降肺气而和胃，

紫菀止咳，化痰力胜，

款冬温肺，宁嗽功多。

治痰知其性质，用药便可不差。

安　神　药

心神不宁，恍惚怔忡。

取质重以镇怯，用滋养以安神。

龙骨重镇固脱，磁石安神纳气，

朱砂直折心火以定悸，

珍珠清潜肝火以安魂。

琥珀镇心而散瘀，龙齿除痫又定惊，

酸枣仁治肝虚不寐，柏子仁宁心悸怔忡。

远志祛痰开窍而治健忘，

灵芝补中益气以治不寐。

是则合欢皮有养血疏肝之妙，

首乌藤有补血祛风之用，

龙眼肉补心脾之不足，

桑葚子治阴虚之燥涩，

百合清心热而解虚烦，

大枣养心脾又和药性。

凡此安神诸药，临证分别选用。

开 窍 药

实邪内闭，昏不识人，

辛香开窍，细辨寒热。

麝香通窍消痈治癥瘕，

冰片开窍散火疗喉痹，

谵语神昏，以菖蒲通心。

恶疮喉痧，用蟾酥辟秽，

安息香辟恶，且止心腹之痛，

苏合香宣窍，能治寒痰气厥。

开窍走窜耗正气，中病即止免伤元。

补 虚 药

虚证宜补，先辨阴阳。

阴虚补之以甘润，阳虚补之以甘温。

阴阳两虚当以血肉有情充养。

黄芪固表升阳，托疮生肌，

人参扶元救津，安神益智，

山药养脾阴而固涩，白术健脾运且安胎，

黄精清金滋肾水，旱莲凉血乌须发，

白芍甘酸养血以缓挛痛，

饴糖甘温扶中以治虚劳。

地黄生凉血而熟滋肾，

甘草生清热而炙补中，

红景天和血清肺热，绞股蓝健脾去浊毒，

何首乌温涩通肠擅去疥癣，

菟丝子平调脾肾且固冲任。

血虚宜当归之温补，阴虚宜阿胶之滋养，

蛤蚧纳气疗痨喘，海马强肾止遗溺，

乃曰破故纸温肾，补精髓与止泻，

核桃仁敛肺肾，润肠燥并化石，

杜仲壮腰健肾去腰膝痛，

续断强筋安胎疗金创折，

淫羊藿疗风寒之痹，且补肝肾以治痿，

刺五加治气虚咳嗽，又安心神以助眠，

阳起石暖子宫以助阳，

葫芦巴逐肾冷而止痛。

治冷痹不育于仙茅，收口涎便数于益智，

祛风湿并治白浊，可选巴戟、狗脊，

补精血以疗虚损，首推鹿茸、蚕蛾，

疗精弱并壮元阳，唯崇海龙、狗肾。

冬虫草尤治阴虚痨嗽，

紫河车擅理五劳七伤，

楮实、石斛益精明目能退虚热，

苁蓉、锁阳温肾助阳以润肠道。

以沙参、玉竹治肺胃阴亏，

用枸杞、女贞补肝肾不足，

天门冬止嗽，补血涸而强骨髓，

麦门冬清心，解烦渴而除肺热，

除劳热、益肾阴，龟板效著，

祛骨蒸、通肝络，鳖甲功良。

补药性味各不同， 温清作用应区分。

收　涩　药

药有收涩，滑脱所宜。

以酸甘止汗，酸咸敛精，

酸涩止泻，酸苦镇咳。

浮小麦养心而自汗收，

麻黄根固表而虚汗停，

牡蛎平肝固肾能消瘰疬，

肉蔻温脾祛风以治冷泻，

五味子止虚喘兮温肾生津，

山茱萸治头晕兮固脱有功。

涩肠敛肺，

有粟壳、诃子、乌梅、榴皮四将听令，

以粟壳兼主痛，诃子能开音，

乌梅擅安蛔，榴皮尚驻血是也。

赤石脂治精浊而止泄，

禹余粮疗崩漏兼止血，

五倍子清肃敛血，外收疮溃，

乌贼骨止带调经，胃痛能医，

莲子健脾止带下，芡实益精治白浊。

桑螵蛸、金樱子涩遗精兮治痿有助，

沙苑子、覆盆子止遗尿兮尤能明目。

如无实邪存在，收涩之药可投。

外 用 药

虫咬损伤，癣疹肿毒，外治所宜。

雄黄粉去疔疮肿毒，土荆皮止癣疥之痒，

硫黄暖胃驱虫，外治癣而内定喘，

白矾燥湿止血，外化脓而内涤痰，

千里光凉血消肿，治水火烫伤，

四季青收涩止血，除湿疹疮痈，

露蜂房祛风止痛，擅消痈疽，

密陀僧去腐生肌，尤敛久溃，

升药拔毒搜脓，轻粉杀虫逐饮。

外用诸药，或具毒性，内服需慎。

中药十八反歌

本草明言十八反，半蒌贝蔹及攻乌，

藻戟遂芫俱战草，诸参辛芍叛藜芦。

中药十九畏歌

硫黄原是火中精，朴硝一见便相争。

水银莫与砒霜见，狼毒最怕密陀僧。

巴豆性烈最为上，偏与牵牛不顺情。

丁香莫与郁金见，牙硝难合京三棱。

川乌草乌不顺犀，人参最怕五灵脂。

官桂善能调冷气，若逢石脂便相欺。

大凡修合看顺逆，炮制炙煎莫相依。

妊娠用药禁忌歌

斑蝥水蛭及虻虫，乌头附子配天雄，

野葛水银并巴豆，牛膝薏苡与蜈蚣，

三棱芫花代赭麝，大戟蝉蜕黄雌雄，

牙硝芒硝牡丹桂，槐花牵牛皂角同，

半夏南星及通草，瞿麦干姜桃仁通，

硇砂干漆蟹爪甲，地胆茅根都失中。

中药六陈歌

枳壳陈皮半夏齐，麻黄狼毒及茱萸，

六般之药宜陈久，入药方知奏效奇。

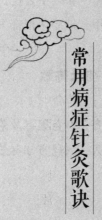

常用病症针灸歌诀

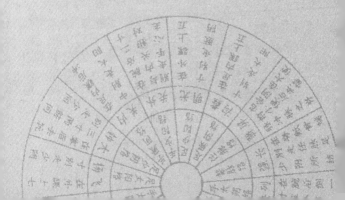

总　歌

针灸治病简便廉，病证合参选效穴，

左右上下表里配，更合八会调气血，

脏会章门肝脾病，腑会中脘胃肠疾，

髓会绝骨主瘫痪，筋会阳陵腰膝重，

血会膈俞治血疾，骨会大杼坚筋骨，

脉会太渊通脉闭，气会膻中舒心肺，

阴阳盛衰补泄随，温灸放血电①罐②辅。

[注]①电：电针；②罐：拔罐。

针刺手法

定穴选针先消毒，双手配合捻转入，

直斜平刺因势行，循刮弹摇召气临，

得气行针捻提并，重插轻提慢捻转，

吸气进针为补法，三进一退烧山火，
轻插重提快捻转，呼气进针泻法看，
一进三退透天凉，行针留气一刻钟，
缓松捻转慢退针，谨记止血与点数。

肝 系 症 状

中风先兆主阳明，曲池合谷冲①内庭，
癫痫作后人昏沉，百会水沟合印堂，
神昏属实水②涌泉，太冲金钟十宣血，
虚脱急灸所当先，百会关元与神厥。
面瘫风池及承浆，翳风颊车牵正配。
眩晕平肝行间溪③，虚选血海配百会。
晕车内关与合谷，百会三里调升降。

[注]①冲：太冲；②水：水沟；③溪：侠溪。

心 系 症 状

心悸少海及通里，胸闷内关配心俞，
失眠神门三阴交，申脉照海和阴阳，
紧急降压刺太冲，大椎放血平肝火，
心衰内关配神郄，温敷膻中宽胸阳。

肺 系 症 状

外感发热椎①曲池，鼻塞迎香合谷池②，
喘咳肺俞定喘缺③，咯血尺泽最④止红⑤。

[注]①椎：大椎；②池：曲池；③缺：列缺；
④最：孔最；⑤止红：为经外奇穴，肘横纹下4
寸，前臂内侧正中线。

脾 系 症 状

呕吐内关配胃俞，丰隆二脘①消食痰，

呃逆天突内关谷②，泄泻大横下巨虚，

便秘支沟大肠俞，神厥天枢上巨虚。

[注]①二脘：中脘、下脘；②谷：合谷。

肾 系 症 状

癃闭关元极利尿①，温辅肾俞腰阳关，

崩漏灸固所当先，二海②关元三阴交。

[注]①极利尿：中极穴、利尿穴，为经外奇穴之一，在脐下2.5寸；②二海：气海、血海。

诸 痛 痹 病

头痛阿是四神聪，面齿合谷颊车关①，

耳痛翳风及听宫，目痛精明与太阳，

咽痛少商及关冲，落枕后溪天宗是②，

肩痛肩髃肩髎贞，颈酸风池配夹脊，

心痛内关及心俞，胸痛孔最和肺俞，

胁痛外丘中都冲③，肚腹天枢三里求，

胃痛梁丘及内关，胆痛胆囊④及阳陵，

痛经次髎地机交⑤，虚加关元及气海，

腰痛委中腰阳关，夹脊环跳后溪仑⑥，

肾石天枢与归来，京门中极温背俞⑦，

膝痛梁丘与膝眼，踝痛解溪及丘墟。

[注]①关：下关穴；②是：阿是穴；③冲：太冲穴；④胆囊：胆囊穴，经外奇穴，在腓骨头前下方凹陷处下2寸；⑤交：三阴交；⑥仑：昆仑穴；⑦背俞：背部俞穴如三焦俞、肾俞、大肠俞、下极俞、关元俞等，可平卧用热水袋等温敷。